〈本書の効能〉――身近な薬の疑問と不安が解消されます

・「薬は早いほど効く」はCMの刷りこみ
・薬をやめるとやっぱり体調が悪くなるのは、なぜ？
・頭痛の「痛み止め」が、症状を強める理由
・血圧はいくつになったら、薬に頼るべきなのか？
ピロリ菌を除去すると、健全な善玉菌も殺す
「ジェネリックは安くて安全」は信じていい？
「インスリン」は血管に負担を強いる
うつ病は、「心のカゼ」だから薬に頼った方がいいのでは？
70歳の親に抗がん剤治療を続けるか、迷っています
「病院の薬は効く、市販薬は効かない」のは、なぜ？
子どもの高熱は下げなくてもいいの？
下痢止めはウイルスを増殖させる

- どうしてもつらい花粉症、どうすればいい
- 薬は、飲まずに「持っているだけ」で効く
- グルコサミンは、膝に届かない
- 漢方、葛根湯だからといって、身体に害がないわけではない
- 「目薬」は、目を酸欠状態にする
- マンモグラフィは日本の女性にむかない
- なぜ、サプリメントの宣伝は、体験談式が多いのか
- 湿布の「経皮吸収」を軽く見ない
- 「インフルエンザ予防接種」したのに、かかったのは当然
- 「降圧剤」は脳梗塞、認知症を引き起こす
- 健診を受けるべき人、受けなくていい人
- 生活習慣病を撃退する、生活習慣とは?

その「1錠」が脳をダメにする

薬剤師が教える 薬の害がわかる本

宇多川久美子

SB新書
339

はじめに

「薬は、病気を治すものではなく、病気をつくるもの」

薬の危険を訴える本も増え、読者のみなさんにも、少しずつですが、「薬には症状を抑える効果しかない」という認識が広まってきたように思います。

しかしその一方、薬は私たちの生活に深く入り込んで、強い意識を持たない限り、断ち切れないものにもなりつつあります。

その現れの一つが「薬のカジュアル飲み」。

「飲むと、1時間ですぐ効くからオススメだよ」と、誇らしげに頭痛薬を見せる人。

「効いたよね、早めの○○」と、風邪薬でごまかして、徹夜仕事を続ける人。

花粉症シーズンにキレイなケースに入れて持ち歩き、ファッションのように毎日、薬を飲み続ける人……。

添加物や食べ物の抗生物質には気を遣う人でさえも、薬となると何の疑問も感じずに、安易に口にしてしまっていることが多いようです。

なぜなのでしょうか――。

それは、薬の作用が「見えなく」なっているからにほかなりません。

CMでは、軽快なメロディとともに「早めに飲めばすぐに治る」ような映像が、くり返し放映されます。それを見続けた視聴者は、副作用や常飲のリスクをまったく考えないまま、「薬は気軽に飲めるもの」と思い込んでしまうでしょう。

がんや、脳卒中などの生活習慣病が悪い習慣から生まれるのと同じで、薬の常用習慣ほど、身体の免疫力をむしばむものはありません。しかし、そのリスクが「見えなく」されているのが、現代の社会なのです。

そこで本書では、薬の効果と作用、リスクを具体的に「見える」ように書きました。医療薬や市販薬だけでなく、普段何気なく接する日用品の危険にも触れておきました。

私は、これまで「薬を使わない薬剤師」として、全国で薬の危険を啓蒙してきました。その中で、たった「1錠」の服用を、あまりに安易に考えてしまったために、副作用や過度な依存に苦しみ、原因不明の不調に悩まされる人を、大勢見てきました。

私自身、多量の薬を飲み、薬に依存し、そしてそれを克服できた1人です。その体験があるからこそ、私は、読者の方々が必ずぶつかる、薬への疑問が手にとるようにわかります。

ただやみくもに薬を恐れるのではなく、100％否定するわけでもありません。私たちの健康を保つ方法として、薬と上手に離れる知恵を身につけてほしいと思います。

本書が、あなたとあなたの周りのみなさんの健康を守る一助になれば、これほどの喜びはありません。

宇多川 久美子

目次

第3章 お気軽な「市販薬」が生活習慣病をつくる

第6章 一生、薬のいらない身体になる

第1章

その「常識」が脳をダメにする

Q　風邪薬、「早めに飲めば、早く効く」は本当ですか？

1

「早めの1錠」が、免疫システムを壊す

なぜ、この世には薬というものが存在するのでしょうか。あなたは考えたことがありますか。

実は、薬とは「病気を治す」ものではありません。

ほとんどの薬は、心身に生じる症状を抑えるためのものです。本当の意味での健康な心身を築くには、まずは薬に対する認識を改め、できる限り薬に頼らずにすむ身体づくりを始めることです。それが大事な第一歩となります。

病気を治すのは、私たち自身の身体です。身体には生来、病気やケガを治す力や機能が備わっています。これを「自然治癒力」と呼びます。自然治癒力がしっかりと働いていれば、病気になっても、やがて健康をとり戻すことができます。

病気やケガを治すのが自然治癒力だとすれば、薬は必要ないことになります。

私たち薬剤師は、薬学部に入学したときから薬の勉強を続けることになりますが、真っ先に教わるのは「薬は身体にとって異物であり、毒である」ということです。それが薬の基本です。異物が身体に起こす反応の力を借りて、不快な症状を感じにくくしたり、症状を抑え込んだり、病原菌の力を削いだりするのが薬なのです。

つまり薬とは、病気の力を抑えて、自然治癒力が働きやすくなるようサポートするのが本来の目的。そのために、薬は存在するのです。

つまり、病気を治す主体はあくまでも身体に備わった自然治癒力。薬はそれを支えるためのもの。ところが多くの人は、「薬が病気を治す」と勘違いしています。

人類最初の祖先が誕生したのは、およそ700万年前とされています。これに対して薬は、諸説ありますが、一万年以上前の遺跡から見つかっています。ただし、それらは現代人たちが服用するような化学薬品ではなく、「薬」という字が表しているように「草」や「木」といった植物のおだやかな作用を活用したものです。かつて人類が自然の一部としてつつましく生きていた時代、人はケガや病気をすれば、すみかに引きこもり、自然治癒力を存分に働かせて身体が自ずと癒えていくのをじっと待っていたのです。

「まさか市販薬でこんなことになるとは……」

現代に生きる私たちは、「身体の声を聞く」ことがとにかく下手です。

身体の声を聞くこともせずに、薬や医療という第三の力にすぐに頼ってしまいます。

そんな薬に対する盲目的な思考を築いてしまう原因の一端は、市販の風邪薬のCMにもあると私は見ています。

風邪の季節になると、私たちはテレビをつけるたびに、風邪薬のCMをくり返し見せられますよね。

「くしゃみ3回、◯◯3錠」「効いたよね、早めの◯◯◯◯」などといったキャッチーなフレーズは、症状の出始めに薬を飲んでおけば、翌朝にはスッキリ爽快、風邪を吹き飛ばせることを視聴者に連想させます。

しかし、CMは「早めに飲めば、風邪が治る」という「イメージ」を植えつけるための映像です。よく見てください。どこにも「風邪が治りますよ」と確約する言葉は入っていませんね。

薬に風邪を治す力がないことを知っている人たちが、ウソを語らずに薬の力を信じさせるようつくった巧妙なしかけです。こうした宣伝をくり返し見ていると、脳は「早めの服用」こそ、風邪を治すいちばんの方法だと勝手に思い込んでしまいます。そして、「身体の声を聞く」という生物本来の能力を忘れてしまうのです。

風邪薬を飲むと症状が治りにくい

ほとんどの薬では病気を治すことはできません。

とくに風邪に薬は必要ありません。ほとんどの風邪はウイルスが起こすもので、これらのウイルスを殺す薬はないのです。体内に入ってきた風邪ウイルスを殺すのは、自然治癒力を形成する免疫細胞の数々です。

では、「自然治癒力」とはどんなものなのでしょうか。自然治癒力の主役は、免疫システムです。免疫システムとは、一言でいえば、病気を治そうとする働きのこと。免疫システムは、数々の組織や細胞によって構成されています。

たとえば、身体に風邪ウイルスが侵入してきたとき、多種多様な免疫細胞は、連携して働くことによって病原体の増殖を抑え込み、消滅させるための闘いをくり広げます。身体に起こる不快な症状は、その際に生じる炎症反応なのです。咳やのどの痛み、鼻水、嘔吐、下痢などは免疫細胞がウイルスと闘っている証。これらの炎症反応が起こらなければウイルスはたちまち増殖してしまうでしょう。

ところが風邪薬の多くは、回復に向けて欠かせない免疫反応を抑え込んでしまうものです。これによって、つらく不快な症状が一時的に軽減されます。本人は「風邪がよくなった」と思うかもしれません。しかし、ウイルスは体内でくすぶり続けます。風邪薬に頼っている人ほど、症状がすっきりとれにくいのはこうした理由があるからです。

風邪薬の弊害は免疫の働きを邪魔するだけではありません。

厚生労働省は、所管の「医薬品医療機器総合機構（PMDA）」による副作用の症例数の集計を元にしたものを、公表しています。現時点での最新のものは、2009～2013年版です（今回は消費者庁から発表）。この5年間で市販薬のメーカーから報告された副作用の報告数は合計1225例です。風邪薬は400例、熱さましや痛み止めにあたる解熱鎮痛消炎剤は279例、漢方薬は134例です。このうち死亡数は15例で、内訳は風邪薬8例、解熱鎮痛消炎剤3例、漢方薬1例です（後遺症が生じた例も15件ある）。

市販の風邪薬による死亡の報告数は、大量に売れている中でのわずか8例。確率でいえば、小さい数字かもしれません。しかし、それがはたして小さいといえるのでしょうか。少なくとも8人の方は、あなたと同じように「早めになんとかしよう」と市販薬を飲んで、命を落とした。まずはそれを知っておくことが大切なのです。

Q

「抗生物質」を処方されました。
飲むべきですか？

2

「風邪で抗生物質」は、日本だけ

前述の通り「薬は病気を治さない」とお伝えしました。しかし、抗生物質だけは少し話が異なります。抗生物質は20世紀最大の発見と呼ばれた名薬です。「神の薬」「救世主」とたたえられたほど、世界中で多くの命を救ってきました。

抗生物質とは、細菌の増殖を抑えたり殺したりする薬剤のことで、主に微生物が産生した物質からつくられます。最近は「抗菌薬」と呼ばれることも多くなりました。

世界最初の抗生物質は、イギリスの細菌学者であるアレクサンダー・フレミングが1928年にアオカビから発見したペニシリンです。その後、数々の抗生物質が製造され、細菌による感染症の治癒に世界中で絶大な力を発揮してきました。

抗生物質の恩恵を深く受けたのは、日本人も同じです。

日本人の戦前の死因は、第一位が結核であり、肺炎・気管支炎、脳血管障害、胃腸炎と続きます。その他、髄膜炎・脳炎、梅毒、脚気・栄養欠乏、はしか、破傷風、虫垂炎・腹膜炎、百日せきなどが上位にあがっていました。

栄養状態も公衆衛生も悪かった時代、疫病はいったん流行すると、またたくまに広がり、死亡者を急増させました。疫病は命にかかわる恐ろしい病。その脅威から人類を救ってくれた一つが抗生物質だったのです。

抗生物質が強力な耐性菌をつくった

ところが人類は、残念なことにこの大切な薬の使い方を誤りました。効力の高さゆえ、濫用するようになったのです。

抗生物質は、細菌による感染症を抑えるうえですばらしい威力を発揮します。ただし、効くのは細菌感染においてのみです。風邪も感染症の一種ですが、原因のほとんどがウイルス。ウイルス感染において抗生物質は無力です。ところが、先進諸国では、抗生物質の威力を過信し、風邪にも抗生物質を処方する時代を長く続けてしまったのです。

その結果、何が起こったでしょう。

抗生物質の効かない耐性菌の出現です。細菌も命を持った生物の一種です。むやみにいじめられれば、それに負けないだけの力を持とうとします。

抗生物質の濫用が著しく見られた国の一つはフランスです。軽い風邪から中耳炎、症状の重い肺炎まで、感染症となれば何にでも抗生物質が処方されました。抗生物質の濫用は、耐性菌による感染死を急増させました。耐性菌に抗生物質はもはや効かず、感染後に生死をわけるのは本人の免疫力にのみ託されます。これはフランスに限った問題ではありません。耐性菌感染死はＥＵ全体で毎年２万５０００人を超すと推計されています。

このことを反省したフランスは「抗生物質を処方されたら、医師に『本当に必要ですか？』と尋ねましょう」というＣＭを、２００２年から５年間、頻繁に流すなど、啓発活動に必死になりました。

また、ＥＵでは２００６年に家畜のエサに長年混ぜ込まれていた抗生物質の使用を禁止しています。エサに抗生物質を混ぜ込むのは、家畜が感染症にかかるのを防ぐ目的だけでなく、成長を促進させる目的があるからです。抗生物質で、胃腸にいる悪玉菌を減らせば栄養の吸収がよくなり、家畜の出荷を早めることができるのです。

こうした取り組みにより、フランスでは抗生物質の消費を26・５％も減らすことに成功しました。

さて、気にかかるのはわが国の状況です。日本では、抗生物質の濫用がおさまることなく続いています。いまだに風邪で医療機関を受診すると、抗生物質を処方されることにも表れています。しかも、日本では家畜に２倍以上もの抗生物質が使われています。家畜とは、私たちが日々口にする豚肉、牛肉、鶏肉です。このことも多剤耐性菌を発生させる温床となっています。

日本では、一部のメディアが耐性菌感染死は年間約2万人に及ぶのではないかと推計を出しています。しかし、大々的なニュースになることはありません。

薬が大好きな日本人

薬とは諸刃の剣です。すばらしい威力を発揮する「神の薬」となることもあれば、誤った使い方をすれば「悪魔の薬」と化します。薬をどう使うのかは、人の手に委ねられているのです。

風邪で抗生物質を処方するのは、先進諸国で日本だけになるでしょう。

なぜ日本では、欧米の動向と逆行し、抗生物質の濫用をやめないのでしょうか。最近までは、肺炎や気管支炎などの二次感染を防ぐためとされていました。しかし、抗生物質が二次感染を防ぐ効果については科学的根拠に乏しいのが現状です。

また、抗生物質を処方すると患者さんが安心するからと、プラシーボ（偽薬）効果を期待する医師もいます。こんな薬の処方をできるのは、医療費の安い日本だけです。

日本は、処方されても飲まずに捨てられる「残薬」の最も多い国です。２０１４年に製薬業界は、残薬は400億円という数字を発表しています。処方薬の市場規模は約10兆円ですので、金額ベースでみれば0・4%に過ぎません。しかし、私は金額ベースで20〜30%になるのではないかと推計しています。医療費の膨大化が社会問題となっている中、これは大変な数字といえるでしょう。年間2兆〜3兆円ものお金がゴミ箱に捨てられているのと同じことです。

日本人ほど、薬好きで、薬に対する警戒心の薄い民族はいません。医療費の高いアメリカでは、風邪で抗生物質は処方されません。欧米では、一度の受診で処方されるのは1剤のみの「1剤処方」が基本です。ひるがえって日本では、5剤以上の処方も当たり前、窓口の自己負担額が一割になる75歳以上の高齢者には10剤処方も珍しくありません。

名著『ドクターズルール425　医師の心得集』（クリフトン・K・ミーダー編、福井次矢訳・南江堂刊）には、「4剤以上飲まされている患者は、医学の知識が及ばない危険な状態にある」「薬の数が増えれば増えるほど、副作用のリスクは加速度的に増す」という提言が記載されています。薬の濫用は、人の健康を脅かし、国全体を不幸な状態に導く大問題であると、まずは知ってほしいと願います。

Q
頭痛がひどくて、
痛み止めを手放せないのですが……

3

「痛み止め」は、頭痛の症状を強める

痛みをよくないものだと感じている人は多いでしょう。

しかし、痛みは身体に起こっている不調に気づくチャンスです。高齢になり、体力が著しく低下すると、痛みも感じにくくなり、身体のSOSを自覚できなくなります。たとえば風邪から肺炎を起こしてしまったとしても、お年寄りは熱も上がらず、痛みも感じにくくなるため、重大な異変に気づけないケースがあります。せっかく自覚があるのに薬の力を借りて、「症状に蓋」をし続けると、身体のSOSに気づかないまま、病気の根本原因を育ててしまうのです。

その一つが、「頭痛」です。頭痛は、多くの人が日常的に感じる不快症状でしょう。実は、私も頭痛に悩まされ続けた一人です。大学生の頃、肩こりと頭痛がひどく、受診した整形外科医からは「頸椎がずれていることから起こる痛みだから、一生つきあっていくしかない」と宣告され、頭痛薬という名目で消炎鎮痛剤を処方されていたのです。

痛みは、身体のSOSを知る大事なサイン。そうとわかっていても、痛みを抱えながらの生活はつらいものです。経験者である私には、よくわかります。痛みがあると思考力が低下し、気分も落ち着かず、薬に頼らずにいられなくなりますよね。

私の経験を少しだけお話しさせてください。

若かりし日の私も、頭痛薬を手放せませんでした。薬の量も1錠から2錠、3錠と増え、薬学部の友人に心配されたほどです。それでも私は薬を飲み続けました。痛みを抑えなければ、勉強することもリラックスした時間を楽しむこともできなかったからです。痛みを抑えるために薬を飲むという行為は当たり前のことでした。

薬剤師になると、さまざまな薬に囲まれて働くようになります。そんな薬に恵まれた環境は、薬への依存性をいっそう高めさせました。

薬の知識があるだけに、痛みを消すにはどんな薬がよいのかわかります。つらい痛みを薬で抑え込み、それがうまくいかなければ薬の量を増やしたり、より作用の強い薬を飲んだりする。そんな薬漬けの生活が30年近くも続きました。頭痛薬、ビタミン剤、胃腸薬、筋弛緩剤……7種類もの薬を毎日17錠も飲んでいたこともあります。

しかし、どれほど薬を飲んでも、痛みから解放されることはない。薬を大量に飲み続けてきた私は、薬と決別する覚悟を決めました。

痛みの原因を突き止める

これまで何度もお話ししたように頭痛から解放されたいのならば、頭痛薬を手放す決心をすることです。

痛み止めに含まれる鎮痛成分には、痛みを軽くする作用があるだけで、痛みのもとを除く働きはありません。しかも、鎮痛剤には効果が切れると、痛みをぶり返させる副作用があるのです。

それだけではありません。解熱鎮痛剤を常用していると、頭痛の起こる頻度は増え、痛みは強くなっていきます。頭痛をとるために薬を飲み、一時的に痛みを抑えたところで、再び強い痛みがやってくるのだとしたら、なんのための薬かわかりません。悪循環にはまり込むだけです。

頭に痛みが起こるのには、実は理由があります。肩こり、目の疲れ、姿勢の悪さなど、頭痛が生じる原因を探してみましょう。仕事が忙しく、寝不足のときに限って頭痛が生じるというならば、寝ることが一番の解決策です。

とにかく身体の声を聞いて、対処することです。身体のＳＯＳに応える習慣は、きっとあなたを痛みから解放してくれるはずです。

Q
重要な会議の前日、風邪で高熱が出ました。
薬に頼ってでも出社すべきでは？

4

「薬は石油」それでも飲みますか？

「風邪くらいで仕事を休めない。だから薬を飲みます」

現代の日本社会では、そうした思考の持ち主が多いでしょう。

風邪をひいたら一日ゆっくりと寝ていれば回復するものを、「大変だ、風邪をひいてしまった」と慌てて病院や薬局に走り、薬を飲み、「これで安心だ」と出勤してしまう。「夕方になると熱が上がるから」と解熱鎮痛剤を飲んで夜まで仕事をする。こんなことでは、咳や鼻水が止まらない状態が続くのは当然です。

考えてみましょう。体調不良のつらい身体で仕事をするのと、多少の迷惑をまわりにかけても一～二日休んでしっかり治し、万全な体調で仕事に臨むのとでは、どちらが社会人としての責任をまっとうできるでしょうか。

しかも、風邪の発症時には、風邪ウイルスが体内で増殖しています。咳をすれば周囲にウイルスをまきちらします。そんな状態で出勤するほうが、よほど人に迷惑をかけるのではないでしょうか。

しかし、現代の日本では、こんな理想論をいっても通用しないこともよくわかります。社会が薬を飲むことを強制しているからです。

「今日は病欠します」と職場に連絡を入れると、「じゃあ、しっかり寝ていろよ」といわれるのではなく、「病院に行けよ」といわれませんか。翌日出勤し、病院に行かずに一日寝ていたといったら、仮病だと思われてしまうでしょう。

だから、つらい身体で病院に行き、翌日には職場で薬袋を出して、薬を飲み「ちゃんと病院へ行きましたよ」とアピールする。こんな発想のすべてがおかしいのです。

冬になると、ノロウイルスによる急性胃腸炎が流行します。感染によって下痢をするのは、腸がウイルスを追い出そうと働くからです。そのときに必要なのは、腸が働けるよう布団に横たわり、脱水症状が起こらないよう水分をこまめにとり、便意を感じたらすぐにトイレに行くことです。ところが、「下痢くらいで仕事を休めない」と下痢止めを飲んでしまったら、どうなるでしょう。

下痢止めには腸の動きを抑える働きがあります。薬を飲めば、腸はウイルスを排出できず、身体の中に長くとどめてしまうことになるのです。感染性の下痢のときは下痢止めの薬を飲んではいけません。下痢をしたら腸の声にしたがって、「出したいときに出す」環境に身を置くことです。

体内に思わしくない状態の部位があれば、自然治癒力が、身体をよい状態にするべく働きます。その反応として、熱や咳、鼻水、下痢、痛みなどの不快な症状が出てくるのです。こうした身体の声が発せられたのならば、身体がよい状態に戻るよう手助けをしてあげることこそ、最良の治療法です。

薬はプラスチックと同じ

生活を改善する努力をめんどうに思う人は少なくありません。多忙な生活に追われて、余裕のない人も多いでしょう。生活改善という手間暇のかかることに熱心になるよりも、つらい症状が出たら薬で抑え込んでしまえるのならば、そのほうがよほどお手軽ですね。そうした気持ちもよくわかります。

ただし、効き目のよい薬や即効性の高い薬ほど、身体のどこかで副作用が生じています。

なぜなら、飲み下された薬は、腸から吸収されると、血流にのって体中をまんべんなくめぐっていくからです。

当然のことながら、薬に意思はありません。薬を必要としている個所にピンポイントで届くわけではなく、随所で作用を及ぼします。たとえば咳止めを飲めば、のど粘膜の炎症をやわらげるだけでなく、脳や胃腸などの内臓諸器官から手足などの末端にいたる粘膜に、作用が働くことになるのです。

薬の作用には、必ずプラス（効果）とマイナス（毒性）があります。患部に働きかけるプラスの作用を主作用といい、意図した作用以外のマイナスの作用を副作用といいます。副作用には、眠くなる、じんましんが出るなど自覚できるものもあれば、自覚はないけれど体内でなんらかの作用をもたらしていることもあります。

プラスとマイナスはワンセットであり、薬の効果を感じれば、身体のどこかで副作用も起こっています。軽い気持ちで飲んだ一錠が、思わぬ結果を招くこともあります。その結果が、どのような形で現れるかは、わかりません。以前は何の症状も現れなかったとしても、次に飲んだときには、重篤な副作用に襲われることも十分にあり得るのです。

「自分だけは大丈夫」という例外はないのです。

副作用のない薬はありません。薬は身体にとって異物だからです。私たちの身体は自然界から誕生したものですが、ほとんどの西洋薬は化学的につくられた合成品です。

薬には石油から合成されているものが多いことをご存じでしょうか。

つまりプラスチックと同じ素材からつくられているのです。プラスチックを「飲みなさい」といわれれば不快感を示す私たちも、薬という名称がつけば違和感を覚えず平気で飲み込んでしまいます。しかし、化学物質である薬はプラスチックと同じく自然界にはないものです。

プラスチックは土に埋めても土にかえることはありません。一方、私たちの身体は自然のものです。自然の産物である身体が、化学物質をとりこみ、なじませるのは至難の業です。薬が身体にとって毒ともなり、副作用を起こしやすいのは、こうした理由があるからなのです。

Q
インフルエンザの予防接種をせずに、職場で白い目で見られます。受けたほうがよいですか?

5

「インフルエンザ予防接種」は、ギャンブル

「インフルエンザの予防接種をもうすませましたか？」

インフルエンザが流行する季節になると、会社の総務から催促の連絡が入るようになりました。いつの間にか、インフルエンザワクチンを打つことが当然の義務のようになっているのです。

しかし、過去にこんな決定が全国的に下されたことをご存じでしょうか。

１９８７年、群馬県前橋市医師会は大規模な調査から一つの報告を発表しました。5年間、15万３０００人を対象に調査を行い、インフルエンザワクチンの予防接種には「効果がないかもしれない」という結論を導き出したのです。これを契機として、１９９４年以降、学校でのワクチンの集団接種は全国的に行われなくなりました。

しかし、それほど昔ではない過去の英断は、毎冬のインフルエンザの流行によって忘れ去られました。そして、「効くかどうかわからない」予防接種を、白ら進んで医療機関に出向いて受けることが国民的な行事になっています。

インフルエンザワクチンはギャンブル性の高い予防接種だと、私は考えています。

それは、たびたびくり返されるこんな会話にも表れているでしょう。

Aさん「インフルエンザの予防接種を受けたのに、結局かかっちゃったわ」
Bさん「でも、注射をしておくと、軽くすむっていうわよね」
Aさん「39度まで熱が上がってつらかったけれど、打っていなかったら、もっとひどくなっていたかもしれないわね」
Bさん「やっぱり予防接種は受けておいたほうが安心だわ」

「あらかじめ防ぐ」と書いて「予防」というのに、39度もの熱を出したのなら予防策になっていないことになります。ところが、多くの人は「かかるかもしれない」とわかっていながら接種します。なぜ予防接種を受けるのでしょうか。「接種しておけば軽くすむかもしれない」という説が、まるで常識のように語られているからでしょう。

厚生労働省のHPには「現在国内で用いられているインフルエンザワクチンは、感染を完全に阻止する効果はありませんが、発症後の重篤化に関しては、一定の効果があるとされています」とあいまいな回答が載せられています。

私がインフルエンザワクチンを「ギャンブル性の高い予防接種」という理由はもう一つあります。インフルエンザウイルスは、その年によって流行するタイプが異なるからです。ワクチンは流行前に製造されます。「このタイプが流行するだろう」という予測のもとにつくられるのです。予測はいつも当たるとは限りません。

ワクチンの接種は自分の判断で

インフルエンザワクチンはプラシーボ効果の高い予防法といえます。

プラシーボ効果とは、有効成分のない偽薬を投与したにもかかわらず、病状が改善するなどの効果を得られる現象のことです。「病は気から」といいますが、「薬を飲んだ。もう大丈夫」という安心感が身体によい影響を与えるケースは少なくありません。ワクチンも同じです。「注射をしておけば安心」と思えば免疫力が上がります。感染してしまうかもという不安は、ストレスとなり免疫力を下げてしまうので、打つ価値もあるかもしれません。

ただし、ワクチンでなくても、プラシーボ効果は得られます。ワクチンも他の薬と同じく異物。異物を身体に入れるということは、副作用というマイナス作用の危険性があることを忘れないでください。

Q 病院で3時間も待って薬を出してもらえません。損した気分ですが……。

6

「薬を欲しがる患者」は、病院のよいお客様

薬の流通のスタイルは、主に2つのタイプがあります。一つはドラッグストアや薬局で販売している市販薬。もう一つは医師の書いた処方箋をもとに調剤薬局で購入する処方薬です。

処方薬の市場規模は約10兆円です。製薬会社の大手は、4000～6000人もの社員を抱え、平均年収はおおよそ1000万円とされています。ヒット商品をコンスタントに売り続けなければ大手の地位を守り続けることはとてもできません。

大手の地位を維持する難しさは、製薬会社も車のメーカーも、同じでしょう。巨額の売り上げを見込める強力な商品は、開発段階から大規模な戦略がとられることになります。大手製薬会社の場合、その戦略とは、主に以下の3点です。

◎影響力のある学会や政治家を味方につけて早期承認を働きかける
◎患者会も味方に引き入れて承認を早めるよう行政に圧力をかける
◎広告代理店やPR会社を動員してメディアに期待感をあおる報道をさせる

「薬は命と健康を守ってくれるもの」と思いこんできた方には衝撃かもしれませんが、医師がつくる多くの学会は、製薬会社と表裏一体の関係にあるのです。

メディアが報道する情報も、資金の豊富な製薬会社や影響力の大きな広告代理店が背景に絡んでいれば、鵜呑みにできないものとなります。近年の健康ブームにのり、テレビでは毎日のように健康情報が流されます。名医と呼ばれる医師たちが登場し、視聴者の不安をあおる形で病気の説明をし、「早期発見、早期治療」を呼びかけます。

治療とはすなわち薬を飲むこと。

薬の服用をすすめる場合、副作用に対する説明がまず必要ですが、その説明もなされていません。テレビ局は製薬会社をスポンサーとし、名医と呼ばれる医師は「早期発見、早期治療」を呼びかけて大勢の人を病院に集め、製薬会社は医師たちに薬を売ってもらう——。テレビの健康番組には、こうした連携が見え隠れしています。

薬は「3時間待ち」に耐えた〝戦利品〟ではない

日本の医療は「3時間待ちの3分診療」といわれています。長い時間を待って医師と対面できる時間はわずか数分間なのだとしたら、可能な限り満足のいく診療を受けたいと願うのは、患者として当然の思いでしょう。

「昨晩から高熱が出てつらく、咳も鼻水もとまりません。明日は会社をどうしても休めないのです。どうにかならないでしょうか」

早く風邪を治したいという患者の気持ちを受け止めれば、医師は次のような説明をするでしょう。

「のどがだいぶ腫れていますね。咳止め、のどの炎症をやわらげる薬、鼻水を止める薬を出しましょう。それから解熱剤も出しておくので、6時間以上あけて飲んでください。念のために抗生物質も出しますね。抗生物質を飲むと下痢を起こしやすくなるので整腸剤も。これだけ薬を飲んでは胃を荒らすので胃薬も加えておきます」

一度の診療で7種類もの薬を処方してもらえたら、患者さんも大満足。戦利品を勝ち取った気分です。風邪が治る気もしてくるでしょう。

こうした人こそ、医療側にとっても製薬会社にとっても〝よいお客様〟なのです。

医療も「診療」という行為を提供するサービス業の一つですから、お客様を集め、お金を払ってもらい、初めて成り立つビジネスです。このビジネスは、設備費や人件費など経営に大金を要します。「貧しい人や困っている人からはお金をとらないよ」という赤ひげ診療では成り立ちません。

3時間待ちで症状は悪化する

病気の専門家である医師は、風邪は寝ていれば治ることをもちろん知っています。しかし、「風邪くらいで受診しなくてもいい。家で寝ていなさい」といわれ、薬を処方してもらえなかったとしたら、あなたはどう思いますか。

「正しいことを教えてくれて、すばらしいお医者さんだ」と感じますか？

「せっかく来たのに……」とがっかりし、「あの医者は薬も出してくれないから、行かないほうがいい」と誰かに話すのではないでしょうか。

医師に不要な薬を処方させるのは、患者側にも大きな責任があります。

今の日本において大事なのは、消費者である私たちがもっと賢くなることです。流されてくる情報を鵜呑みにせず、正しい知識と理解を持つことです。私たちにとって命と人生は、唯一無二のものです。10兆円規模という処方薬市場の波に飲み込まれることなく、我が身と愛する家族を守るには、何が自分の身体にとって正しいことなのかを判断する能力を持つしかないでしょう。

では、どうすればよいか。

そのために重要なのは、「身体の声を聞く」ことです。

痛みやだるさ、疲れなどの不快な症状は、身体から送られてくるＳＯＳのサインです。サインを受け取ったら、薬で症状を抑える前に、身体のためにできることを実践してあげてください。

たとえば、ひたすら眠る。つらい身体をひきずって病院に行き、待合室で長時間耐え、医師につらさを訴えて薬を得たところで、風邪は治りません。それどころか待ち時間に症状の悪化を招くこともあるでしょう。そんな無理を冒さずとも、自宅の布団で身体を休め、自己の免疫力を最大限に発揮させるほうが得策です。

食欲がないときには、食事をする必要はありません。食べるという行為はエネルギーを使います。発熱時、味がしない、何を食べても苦く感じるというのは、身体が「食べないで」とサインを送っている証です。私たちの身体は２〜３日は食べなくても大丈夫です。脱水症状を起こさないよう、こまめに水分補給をし、身体の声にしたがって休んでいれば、風邪は治っていきます。

風邪をひいたら薬に頼らず、自らの免疫力だけで治すという体験を積んでみましょう。成功体験が、薬を遠ざける第一歩となるはずです。

第2章

「病院の薬」が健康を遠ざける

Q

「薬をやめる」と体調が悪くなりました。
やっぱり薬は必要では……

1

「薬をやめる」と、一時的に悪化する

「薬をやめたら、症状が悪化しました。やはり飲み続けたほうがいいのでは？」

よく聞かれる質問です。常用してきた薬をやめたのちに、体調が一時的に悪くなることは確かにあります。理由は2つあると考えられます。

一つは、薬で症状を抑え込んできたために、薬という蓋をとってしまったとき、症状が強く出てしまうケースです。第1章でもお話ししましたが、ほとんどの薬は病気を治すものではなく、症状を抑えるものです。たとえば、薬剤師が高血圧症の患者さんに血圧を下げるための降圧剤をお渡しする際、

「血圧のお薬は一生のおつきあいですよ。血圧を抑え続けるために必要なお薬ですから、勝手にやめないでくださいね」

とお話しします。高血圧症だけでなく生活習慣病などの慢性疾患を患っている方ならば、「一生のおつきあい」というセリフを一度は聞いたことがあるでしょう。

薬に病気を治す力があるのだとしたら、一定期間、服用すれば薬は必要なくなるはず。薬と一生のおつきあいになるのは、薬には症状を「抑える」作用はあるけれども、「治す」力はないためです。

私は薬の最大の弊害は「症状を抑える作用」にあるのではないか、と考えています。

薬を飲めば、検査の数値は正常の範囲に近づきますし、不快な症状もやわらぎます。病気が治ったような気持ちになるでしょう。しかし、症状が出るには原因があります。原因をとり除かずに薬をやめれば、再び同じ症状に襲われるのは当然の現象です。

病気を治すのは身体に備わった自然治癒力であり、免疫力。これらを満足に働かせるには、生活習慣や食事を改め、適度な運動をするしかありません。

もしもこの世に薬がなければ、人は自力で病気を治そうと生活を律するはず。ところが、薬という便利なものがあるために、生活を変えるよりも、薬で簡単に症状にふたをすることを選んでしまうのです。

便利なものほど危険が潜んでいるものです。毎日1錠飲んで血圧が下がればこれほど便利なことはありません。しかし薬を飲み続けている限り、副作用の心配もなくなりません。

しかも、身体の声にしたがって自ら病気を治すチャンスも逸してしまうのです。

薬の長期使用は、身体の自助努力を失わせる

薬をやめたときに症状が強く現れやすいもう一つの理由には、「薬のせいで身体が

怠けてしまうこと」があります。

たとえば強い炎症が生じているとき、医療機関を受診するとステロイド薬が処方されることがあります。ステロイドは副腎という臓器から分泌される副腎皮質ホルモンの一つで、炎症を抑えたり、免疫力を抑制したりする作用を持ちます。このステロイドホルモンの働きをまねて、化学的に製造されたのが「ステロイド薬」です。

もともと、ステロイドホルモンは必要に応じて、体内に分泌されているのですが、薬として外から継続的に投与されてしまうと、副腎からの分泌量が減ってしまいます。

身体では、「恒常性」といって内部環境を一定の状態に保ち続けようとする力が働いています。外から症状を抑える薬が入ってくると、身体は自ら悪い状態を正そうとせずとも、恒常性を保ててしまいます。その状態が続けば、身体は薬の力に頼ることに慣れ、怠けるようになります。「外から薬が入ってくるなら、私はがんばらなくていいよね」ということになるのです。

そうした状態で薬の使用をやめれば、身体は突然のできごとに対応できず、症状が強く現れてしまいます。こうした現象は、どんな薬であっても常用している限り現れるものです。

Q 最高血圧が175mmHg。「降圧剤の服用を始めないと命が危険だ」と医師にいわれたのですが。

2

「降圧剤」は脳梗塞、認知症を引き起こす

現在、日本高血圧学会が公表している治療のガイドラインでは、高血圧の診断基準は「収縮期血圧140mmHg以上、拡張期血圧90mmHg以上」とされています。高血圧症を診断する際、「最高血圧」の数値を見ることになります。最高血圧が140を超えると降圧剤の服用の適応者とされます。では、「最高血圧」とは、なんでしょうか。

血液は、心臓や血管が収縮する力を使って全身をめぐり、拡張する力を使って心臓に戻されます。血管の収縮期にもっとも血圧が高くなるので、収縮期血圧は、最高血圧と呼ばれているのです。

最高血圧の数値が高いということは、血管内の圧力が強くなっていることを示します。

この状態が続くと、血管壁のしなやかさが失われます。血管壁に傷がつきやすい。そこにコレステロールや中性脂肪などがたまれば、血栓（血の塊）や動脈硬化症（動脈の血管壁がかたくなる症状）が起こります。それによって脳の血管がつまる脳梗塞や、脳の血管がやぶれる脳出血を発症する危険性が高まるのです。脳梗塞と脳出血は、まとめると脳卒中という名で呼ばれます。心臓の血管がつまると心筋梗塞となります。

ここまでは、多くの医師が最高血圧の高い人にする説明です。

医師は、「血圧の高い状態を放置していると、脳卒中や心筋梗塞を起こしやすくなりますよ」と命の危険性を示唆し、降圧剤を使った治療をすすめることでしょう。

それでは、ここで私からの質問です。

最高血圧175の人と125の人が脳卒中になる確率は、どのくらいでしょうか。

私は講演会にて、たびたびこの質問をします。多くの方は、

「175は6割以上でしょう?」「125なら、脳卒中にはならないんじゃないか」と予測します。最高血圧が175もあれば、いつ脳卒中を起こすかわからない、と思っている人は少なくないからです。

しかし、私があるデータをお伝えすると、「エッ?」とどよめきが起こります。

そのデータとは、1000人あたりの年間脳卒中発症者は、最高血圧175の人が2・7人であるのに対し、最高血圧125の人は1・8人。つまり確率でいえば、前者が0・27%、後者が0・18%です。両者に大きな差はなく、いずれも著しく低い数値を示しています。これは、大阪がん循環器病予防センターの研究報告による数値です。

ここで、製薬会社がよく使う数字のトリックを紹介します。

最高血圧175と125の人の脳卒中を起こした患者数だけを比較してください。2・7人と1・8人。これだけを比べると最高血圧175の人は、125の人に比べて1・5倍も脳卒中を起こしやすいことになってしまいます。わかりますか？　比較の対象を変えるだけで、危険性を示す数値の見え方が違ってしまうのです。製薬会社はこうした数字のトリックを使い、薬の必要性を訴えます。

つまり、数字だけを見て、自分に薬が必要なのか、を決めてはいけません。

高血圧症を例に考えてみましょう。身長150センチ台の小柄な人と180センチの長身の人がいます。身長が異なれば、血圧は違って当然。長身の人は、血液を全身にめぐらせるために、小柄な人よりもより強い血圧が必要になりますよね。ところが、ガイドラインの基準値は身長、体格、性別の違いに対する考慮はいっさいなし。一律に、「最高血圧＝140」と決めています。血圧とは、体質や精神状態によっても違ってくるものなのに、です。

降圧剤ビジネスは一兆円市場！

ここで一つ、みなさんの中に大きな疑問が生まれていることでしょう。なぜ、医師は過剰に降圧剤治療を、私たちにすすめるのでしょうか。

現在、降圧剤ビジネスの市場は一兆円規模となっています。

日本では約4000万人が高血圧症と推定されており、3000万人以上が降圧剤を毎日服用しています。具体的には、50歳以上の約4割近くが降圧剤の常用者です。日本で患者数のもっとも多い病気が高血圧症なのです。

降圧剤には血圧を抑える作用はありますが、血管壁をピチピチに若返らせる働きはありません。一度飲み始めると「一生のおつきあい」になりやすいのが、この降圧剤。大勢の患者さんが降圧剤を飲んでくれていれば、医療も製薬会社も安泰です。

これは決してうがった見方ではありません。

みなさんは、薬の需要がどのように決まるかご存じでしょうか。高血圧症などの生活習慣病は、定期的に治療ガイドラインが改定されます。そのたびに薬の適応者のストライクゾーンが広げられます。正常値の範囲が狭まり、病気とされる枠が拡大されるのです。枠に入った人は病気のレッテルを貼られ、薬をすすめられる。つまり、数値が病気をつくっているのです。

高血圧症の基準値がよい例でしょう。

かつては「年齢＋90」ないし160が最高血圧の上限でした。しかし、現在は140にまで数値が下げられています。なぜ、下げる必要があったのか。科学的・医学的な根拠は示されません。ただ「脳卒中のリスクが高まる危険性がある」というあいまいな説明に終始しています。数値を下げたことで、何百万人もの人が高血圧症のレッテルを貼られ、降圧剤の適応者とされたのです。

ところが、降圧剤にも深刻な副作用がありました。脳梗塞を起こしやすくなるのです。脳の血管に血栓ができるのは特別なことではなく、たびたび見られる現象です。血栓ができると、血管はこれを押し流すために圧力を高めます。これによって最高血圧が高くなります。ところが、降圧剤によって血圧を不自然に下げると、血管は血栓をとり除けなくなります。当然、血栓がやがて血管を塞いでしまうことになります。

また、降圧剤を長期間飲み続けていると、認知症になりやすくなることもわかっています。脳に血液が届かなければ、酸素や栄養が満足に行き渡りません。降圧剤で血圧を下げた生活を続ければ、認知症を引き起こすリスクを高めてしまうのです。

Q

2型糖尿病です。

「インスリン治療」をすすめられていますが……

3

「インスリン」は血管に負担をかける

糖尿病が起こるのは、インスリンの分泌が悪くなるからです。

インスリンとは血液中のブドウ糖（血糖）を全身の臓器の細胞にとり込ませる働きを持つホルモンです。

インスリンは、すい臓のランゲルハンス島と呼ばれる組織のβ細胞から分泌されます。食事によって血糖の量が増えると、β細胞はただちにインスリンを分泌し、全身の細胞にブドウ糖を届けようとします。私たちの身体は、そのブドウ糖を主に燃焼させてエネルギーに変え、内臓諸器官や筋肉、そして脳を働かせています。

ところが、なんらかの原因により、インスリンの分泌が悪くなってしまうことがあります。

こうなると血液中のブドウ糖の濃度（血糖値）が病的に高くなる一方、全身の細胞にブドウ糖が十分に行き渡らなくなります。これが「糖尿病」です。それによって、血管や身体の随所に悪影響をもたらし、深刻な合併症を引き起こしやすくなります。

そのため、血糖値が正常範囲を超えると、食生活の改善を求められます。

食事制限により目立った効果を得られなければ、血糖値を下げる内服薬が出され、さらにはインスリンを自己注射する治療を医師にすすめられることになります。しかし自己注射によって外から投与していると、すい臓のβ細胞がインスリンをつくり出す力を弱めてしまい、薬をなかなか手放せなくなります。

また、インスリン療法は、血糖値の乱高下を招きやすくなる危険性をはらみます。

インスリンの薬剤を処方されるとき、ブドウ糖が一緒に渡されます。インスリンの投与により血糖値が急激に下がると、低血糖により意識を失いやすくなります。そのため、頭がクラッとしたら、すかさずブドウ糖を口に入れるよう指示されるのです。低血糖をすみやかに改善するためにブドウ糖の投与は欠かせないものですが、血糖値を下げるためにインスリンが処方され、それによって下がりすぎた血糖値を上げるためにブドウ糖を口にする。このような不自然な治療によって、血糖値の乱高下をくり返すことは、血管に大変な負担を与えることになります。

2型糖尿病の最大のリスクファクターはストレス

糖尿病には2つのタイプがあります。

1型糖尿病は、すい臓のβ細胞が壊れてしまうタイプです。自分の体内でインスリンをつくり出せない状態にあるため、このタイプの人がインスリン療法を行うのは、生きるために必要なことといえるでしょう。

しかし、２型糖尿病は違います。２型糖尿病は、長年の生活習慣がすい臓に過度の負担を加え、インスリンの分泌能力を低下させています。一般に、このタイプの糖尿病を起こすリスクファクターは、加齢、肥満、食べ過ぎ、飲酒、喫煙、運動不足、高血圧などとされています。このタイプの人は生活を改善することで、インスリンを分泌する機能を再び高めることができるはずです。

とくに問題とされるのは、食事です。糖尿病になると、食事内容や糖質の摂取のしかたに制限を課せられることになります。しかし、それだけでは根本の解決にはなりません。なぜ、食べ過ぎや飲み過ぎ、喫煙、そして甘いものの摂取をくり返してしまうのか。そこを考えることが大事なのです。不摂生の裏側には、多くの場合、ストレスがあります。ストレスから解放されたくて、脳は一瞬の快楽を求めるのです。

糖尿病を発症させる最大のリスクファクターは、ストレスだと私は考えています。すい臓は「無言の臓器」と呼ばれます。がまん強いすい臓は、過度のストレスにも無言で耐え、耐え切れないほど蓄積して、初めて爆発する性質を持ちます。爆発したすい臓は正常の働きを放棄します。そして、糖尿病が起こってくるのです。

Q メタボ健診は毎年受けたほうがよいでしょうか?

4

「早期発見、早期治療」が病気をつくる

職場の健康診断を受ける人は多いでしょう。

２００８年からは40歳以上を対象に、「特定健康診査・特定保健指導」の制度が国をあげてスタートしました。メタボリックシンドローム（内臓脂肪型肥満）を含む生活習慣病の早期発見と、予防意識を高めることを目的としているため、俗にメタボ健診とも呼ばれます。

「健診は受けるべきですか？」との質問も、私はよく受けます。そうした際には、「厳しいようですが、ご本人の意識の持ち方しだいです」とお答えしています。

健診に自己判断・自己責任がともなうのは、薬の使用と同じです。

たとえば、明らかな体調不良がある場合、みなさんは健診時期を待たずに医療機関を受診するでしょう。健診を受けるのはたいてい何の自覚症状も出ていないときです。検査を受ければ、結果が出されます。たとえ最高血圧が１６０あったとしても体調がよいならば、それが今のあなたの適正値ととらえることができます。一人ひとり体質が違うように、血圧やコレステロール値、血糖値にも個性があるからです。

しかし医師は、検査結果の数値を見て診断を下すでしょう。

最高血圧が１６０あれば本人の体調にかかわらず、「血圧が高いね、高血圧症だ」

と診断するはずです。そういわれたとき、「大変だ。薬を飲まなければ」と薬のリスクを考えることなく、医師に薬の処方をゆだねてしまうようでは考えものです。

また、健診の際に緊張して数値が上がってしまう人もいます。思わしくない結果を見て、それまで元気にしていたにもかかわらず、急に病人のようになってしまう人もいます。そうした人も、健診に適さないメンタルの持ち主といえるでしょう。

「症状が出てからでは手遅れ」なのか

私のもとにも毎年、メタボ健診の通知がきますが、私はいっさい受けていません。すると、自治体の担当課からご丁寧に電話が入ります。

「もしかして、身体に大変な病気が潜んでいたり、生活習慣病になっているかもしれません。健診を受けないと見逃してしまいますよ。受けてくださいね」

口調は優しいものです。しかし、あるかどうかもわからない病気の存在で不安をあおり、健診を受けさせようとするのはおかしいと思いませんか。

高血圧症や糖尿病などの生活習慣病は、検査結果の数値から病気かそうでないかが判断されます。合併症が現れない限り、主だった症状が表に出てこないためです。

だからこそ「生活習慣病は自覚症状が出てからでは遅い。検査で病気を見つけることが大事」といわれ、「早期発見、早期治療」が声高に叫ばれます。

しかし、生活習慣病は自分がつくる病気です。生活に問題のある人が、それを自覚していないはずがありません。血圧や血糖値が高く、体調不良のある人は、検査結果を見て「やっぱり」と心当たりがあるはずです。つまり、原因を自覚している以上、「健診を受けないと見逃してしまう」という論理は成り立たないのです。

しかも、病気とは数値で決めるものではありません。身体の状態として現れるものです。

ところが健診では、正常値より高い数値を見つければ病気のレッテルを貼り、投薬の対象者とします。これにより、体調がよいにもかかわらず、薬と「一生のおつきあい」をする人が増えます。薬には副作用があり、長期間飲み続ければ身体の状態を悪化させかねません。「早期発見、早期治療」のための健診が、病気のもとをつくり出すことになるのです。大事なのは、病気をつくり出す生活を見直すことなのです。

Q ピロリ菌は除菌したほうがよいの?

5

「ピロリ菌」除菌は大切な腸内細菌まで殺す

胃がんのリスクを高めるといわれるピロリ菌。

ピロリ菌の除菌は、胃がん予防の第一選択肢と考えられています。胃に痛みを感じて、ピロリ菌が見つかれば、医師に除菌をすすめられるでしょう。胃潰瘍や十二指腸潰瘍、慢性胃炎のある人でピロリ菌の保持者は胃がんに移行する可能性が高いとして、除菌療法が保険適用されるなど一般的な治療法となっています。

ピロリ菌の除菌には、作用の強い抗生物質と、その薬から胃を守るための胃薬を4週間飲み続けることになります。その1クールを終えて除菌に成功していなければ、薬を追加して飲みます。それでもダメならば、さらに服用期間が長くなります。

こうしたピロリ菌の除菌療法での胃がんの予防効果に私は疑問を持っています。日本では毎年、男性3万人、女性1万8000人が胃がんで亡くなっています（3大治療の副作用で亡くなった人も含む）。この数は毎年ほぼ変わっていません。もし、ピロリ菌の除菌が効いているのならば、死亡者数が減少に転じているはずでしょう。

ピロリ菌は日本人の大半の胃にもともとすみついている常在菌です。

胃がんは日本人に多いがんの一つ。胃がんの人を調べればピロリ菌がいるのは、ある意味当然のことです。ピロリ菌がいなくても胃がんになる人がいるのも事実です。

ピロリ菌の除菌で食道がんのリスクが

では、ピロリ菌の除菌に弊害はないのでしょうか。この療法が身体に与える副作用は、ピロリ菌の除菌をすすめる医療者が考えている以上に大きいはずです。

胃の先には腸があります。腸には、1000兆個もの腸内細菌がすんでいるといわれます。腸内細菌は私たち人間の共生菌であり、腸の中にいて、消化吸収のサポート、免疫力の増強、外から侵入してきた病原体の駆除、ビタミン類の合成などに働いてくれています。抗生物質は、そうした大切な腸内細菌を殺し、活力を低下させてしまいます。

抗生物質とは、細菌を殺す作用を持つ薬です。薬の力を使い、身体の中にいる菌を排除しようとすれば、よいものまで殺してしまうことになります。薬には意思がなく、身体によい菌も、悪い菌も判別できないからです。

また、ピロリ菌を排除してしまうことの影響も心配されます。

私たちの身体に備わった免疫システムには、自己と異物を判別し、異物と判断されたもののみを排除する機能があります。ピロリ菌は常在菌です。昔から日本人の胃にいることを免疫システムに許された存在なのです。

胃がんをつくるとされているピロリ菌が、なぜ免疫システムに排除されないのかは、いまだ明らかになっていません。しかし、除菌することで、胃の中のものが食道に逆流してしまう「逆流性食道炎」になりやすくなることはわかっています。逆流性食道炎は、食道に炎症を起こすため、悪化すれば食道がんを招く一因ともなるのです。

胃がんのリスクを抑えるためにピロリ菌を除菌し、そのせいで食道がんのリスクを高めてしまうのだとしたら、なんのための治療なのでしょう。

最近では、驚くべきことに、中学生にもピロリ菌検査を行う自治体が出てきました。「胃がんのリスクを子どものうちに排除しておく」という口的を聞けば、親は「受けさせよう」と思うでしょう。しかし、そうした子どもを思っての行為が、現実には若くて健康な身体を薬で冒してしまうことにもなりかねません。

身体にすみつく常在菌が、ピロリ菌のように時として身体に不利益をもたらすことがあるのは確かなことです。しかし、常在菌が悪さをするのは免疫力が著しく低下しているときだけ。免疫システムの監視が行き届いている中では、常在菌は身体に害を与えるどころか、健康にとって重要な働きをしてくれていることもわかっています。

Q

インフルエンザで、リレンザを処方されました。タミフルでなければ異常行動の副作用は大丈夫？

6

「リレンザ」も「タミフル」も、安全ではない

現在、抗インフルエンザ薬は「タミフル」「リレンザ」「イナビル」が主流です。タミフルは錠剤で5日間服用します。リレンザとイナビルは吸入式になります。リレンザは5日間吸入を続ける必要がありますが、イナビルは一回の吸入ですみます。

これらは抗インフルエンザ薬と呼ばれていますが、いずれもウイルスを殺す働きは持っていません。人の体内での増殖を抑えるだけです。

ウイルスがすでに増殖してからでは効果がないため、発症後すみやかに服薬する必要があります。「抗インフルエンザ薬は発症早期に使わなければ意味がない」といわれるのはこのためです。発症早期とは48時間以内とされています。

では、抗インフルエンザ薬を使わずに48時間が過ぎてしまったら、どうなってしまうのでしょう。重症化するのでしょうか。肺炎を起こし、命の危険にさらされるのでしょうか。免疫力が働いていれば、ほとんどの場合そんなことは起こりません。

数年前の暮れ、私もインフルエンザに感染し、39度の熱を出しました（病院で診断を受けていないので、インフルエンザと断定はできませんが）。

そのときに私がしたのは、すぐに布団に潜り込み、「身体が楽になった」と感じるまでひたすら眠ることでした。インフルエンザも風邪と同じようにウイルスによる感染症です。風邪は寝て治すのがいちばんの良策であるようにインフルエンザも同様です。脱水症状を起こさないように、水分補給だけこまめに行っていれば自然治癒していく病気です。発熱から3日後、うそのように熱はスーッとひいていきました。

このとき、私の身体からインフルエンザウイルスを追い出してくれたのは誰でしょう。それは、私の身体に備わった免疫システムです。高熱が出るのは、免疫システムが闘ってくれている炎症反応であり、身体の正しい反応なのです。

抗インフルエンザ薬にウイルスを殺す働きはないと、お話ししました。抗インフルエンザ薬を飲んだとしても、ウイルスを排除するのは、自分にそなわっている免疫システムです。薬を飲んでも飲まなくても、結局のところ、肝心なのは免疫力なのです。

であれば、インフルエンザ感染後、大事なことは一つしかありませんね。

免疫システムがしっかり働けるよう、布団に入って休むことです。つらい身体を引きずって医療機関に行くことではないのです。

「抗インフルエンザ薬で早く治る」はウソ

抗インフルエンザ薬を使えば治りが早い、とよく聞きますが、これは誤った常識であることがわかっています。

２０１４年４月に国際的な医療評価機関「コクラン計画」からタミフルに関する調査報告が発表されました。それによれば、タミフルを使用した成人患者の発症期間は６・３日で、投与しなかった成人患者の発症期間は７・０日。早く治るという明確な違いは得られなかったのです。しかも、「タミフルが安全か」という調査には「ノー」という結果が出されました。成人の４％、小児の５％に吐き気や嘔吐などの副作用が見られ、３・１％に頭痛が起こりました。また、タミフルを予防的に服用した人の１・１％に精神症状が見られたのです。

日本でも「タミフルは異常行動などの精神症状が現れやすい」と知られるようになり、吸入式のリレンザやイナビルを処方する医療機関が多くなっています。ただ、これらの作用機序はすべて同じです。錠剤か吸入式かというのが主な違い。吸入式の薬剤は気管までしか届かないため、タミフルより安全とよくいわれます。しかし、作用がタミフルと同じ薬が安全とは、決していえないのです。

さらに多く使われれば、タミフル同様、薬に耐性を持つウイルスも出現しやすくなるのです。

Q 価格の安い「ジェネリック」は、安全?

7

「ジェネリック」は、見た目は国産、中身は中国産

ジェネリック（後発薬）とは、特許が切れた先発薬のコピー商品のことです。最大の特徴は、価格が安いことにあります。

「ジェネリック」というと聞こえがよく、格好よく感じますが、医療者の間では「ゾロ薬」とも呼ばれます。先発薬の特許切れを狙ってゾロゾロと姿を現すからです。

以前は人気のなかったジェネリックも、最近ではシェアの６割以上を占めるようになりました。年々膨張する日本の医療費は、40兆円を超すまでに膨れ上がっています。政府はこの現状に歯止めをかけるべく、安価なジェネリックへの移行を推進し、施策を次々に打ち出しています。

しかし、ジェネリックは本当に安全なのでしょうか。

一つの薬の開発には、十数年もの時間と、数百億円もの資金が投じられます。抗がん剤は1000億円を超すこともあります。反面、薬の製造コストはわずかです。ほとんどの薬は石油を原材料とするので、コストがかからないのです。

某大手製薬会社の研究所の元所長から聞いた話では、会社で製造するあらゆる薬は原価１％に収められているそうです。これはこの会社に限ったことではありません。にもかかわらず薬の販売価格が高いのは、莫大な開発費を回収するためです。

一方、ジェネリックは先発薬のコピー品ですから、開発に時間も大金も要しません。ここに一つの問題点があるのは確かなことです。すべてがそうであるとは限りませんが、「安かろう、悪かろう」という一面は隠しきれません。

ジェネリック薬品メーカーの中には、先発薬より評判のよいジェネリックをつくる優秀な会社もあります。形状を飲みやすくしたり、誤飲を防ぐために錠剤に薬名を刻んだりなど、独自の工夫を加える発展的な会社もあります。

しかし一方で、薬のコーティングや品質維持などの技術力が低い会社もあります。ジェネリックはコピー商品とはいえ、同じなのは主成分だけで、それ以外の技術はメーカーによってかなりばらつきがあるのです。

なかには、外国産のジェネリックを輸入し、自社のパッケージに詰めて販売している会社もあります。見た目は国産、中身は外国産というジェネリックは、国内で流通するものだけでも、約5割を占めています。

主要な輸入先は、韓国と中国です。韓国は中小企業の技術力が低いうえ、安全面への配慮が十分でない体質があります。中国が安全性の無法地帯であることはご存じのとおりです。以前、下水道からくみとった油を原料に抗生物質を製造し、その一部が日本に輸出されたことがあったことも事実です。

ジェネリック、患者ができること

私はジェネリックを全否定するつもりはありません。ただ、服用を考えるならば、どのジェネリックが評価されているのか、自ら積極的に情報を得ることです。

そのためには、ジェネリックに詳しい薬剤師に相談することです。最近、「かかりつけ薬剤師」の制度化が話題になっていますが、まずは、懇意にしている薬局の薬剤師に相談してみましょう。ジェネリックの知識を積んでいる薬剤師と出会おうとする努力は、患者さん自身に必要なことです。

ジェネリックを無難に選べればよい、という人には「オーソライズド・ジェネリック」というものもあります。先発薬のメーカーがつくったジェネリックで、製造元はメーカーの子会社か提携会社になっています。先発薬と同じ原料と添加物を使い、同じラインで製造されているため、先発薬と同じか、それに近い効果を期待できます。大手の製薬会社がオーソライズド・ジェネリックをつくるのは、先発薬のシェアをできる限り保ち続けたいと考えるからです。

Q うつ病は「心の風邪」だから薬で治すべきですか?

8

「抗うつ剤」の最大の副作用は、自殺願望

「うつ病は心の風邪です」というキャンペーンがありました。しかし、目に見えない心というものに、本当に薬が効くのでしょうか。

この世には不思議なことに、心の病気に処方される「抗うつ剤」などの薬が存在します。代表薬は「SSRI（選択的セロトニン再取り込み阻害剤）」「SNRI（セロトニン・ノルアドレナリン再取り込み阻害剤）」などです。

セロトニンとノルアドレナリンは、いずれも脳内にある神経伝達物質の一種です。セロトニンは幸福感を得られるように働く物質で、ノルアドレナリンはやる気や自信などをつくり出してくれる物質です。うつ病になると、脳内におけるこれらの分泌量が少なくなったり、働きが悪くなったりするといわれます。そこで、薬の力を使って脳内の量を一定に保とうとするのが前述の2つの薬です。

ただし、これらの薬はセロトニンやノルアドレナリンの分泌量を増やす働きを持っているわけではありません。神経伝達物質は脳内で働いたあと、脳神経細胞に再び吸収され、分解されます。SSRIやSNRIは、これを邪魔する薬です。セロトニンやノルアドレナリンの脳細胞への再取り込みを防ぐことで、脳内に長くとどまらせて、量を一定に保とうとするのです。

しかし、そうした効能により、心の状態が改善するとはどうも考えにくいのです。抗うつ剤を服用したのち、脳内に長くとどまるのは、一度働きを終えた神経伝達物質です。働きが衰え、元気のないセロトニンやノルアドレナリンが脳内に増えたところで、幸福感ややる気がわき、心の状態が安定してくるとは考えられません。

それどころか、薬の副作用によって脳機能へ与える影響が心配されます。

たとえば、ＳＳＲＩの一つである「パキシル」の添付文書には重要な基本的注意として、「不安、焦燥、興奮、パニック発作、攻撃性などが現れることが報告されている」とあります。

副作用のほうが深刻

ここで立ち止まって考えてみましょう。

そもそもうつ病とはどのような病気を指すのでしょうか。「眠れない、食欲がない、一日中気分が落ち込んでいる、何をしても楽しめないといったことが続いている場合、うつ病の可能性があります」と、厚生労働省のホームページには示してあります。

抗うつ剤とうつ病の定義をよく見比べてください。うつ病の症状より、抗うつ剤の副作用のほうがはるかに深刻です。うつ病と診断されて服用を始めたはずが、症状をよりつらいものにしているかもしれないのです。

しかも、これらの薬には同じ注意事項が添付文書に示されています。パキシルの添付文書に、警告として「海外で実施した7〜18歳の大うつ病性障害患者を対象としたプラセボ対照試験において有効性が確認できなかったとの報告、また、自殺に関するリスクが増加するとの報告もある」とあります。

うつ病と診断されたらどうすればよいか

ここ数年、うつ病と診断される人が急増しています。うつ病の最大の原因はストレスといわれますが、それだけが原因ではありません。むしろ最大の原因は、治療を受けるハードルが低くなっていることにあるでしょう。精神科を受診するのは気が引けると思っている人も、心療内科やメンタルクリニックならば気軽に通えるようです。

しかし、精神科も心療内科もメンタルクリニックも名前が違うだけで、治療法は同じ。問診をし、うつ病と診断されれば抗うつ剤などの薬を処方し、通院をうながします。

では、精神科医は何をもってうつ病と診断するのでしょう。心の症状は数値化できません。高血圧症のように血圧を測定したり、糖尿病のように血糖値を測ったりできません。つまり、うつ病の診断は、簡単なチェックシートと医師の主観によって行われるのです。

多忙な生活やストレス過剰の状態に疲れれば、イライラしたり、憂鬱になったり、不安感を拭えなくなったりするのは誰にでもあることです。「心身一如」というように心と身体はつながっていますから、心の状態が悪化すれば、倦怠感や不眠、食欲不振などの身体症状が出てくるのは、人としてあたりまえのこと。

しかし、その状態でメンタルクリニックの医師に助けを求めれば、うつ病と診断されてしまいます。

うつ病と診断されれば、ストレス過剰の生活から離れる理由ができますから、そのことに意味はあるのかもしれません。しかし、それによって抗うつ剤を飲み始めれば、間違いなくうつ病の症状は重くなり、日常生活を送ることさえ困難になっていくでしょう。

抗うつ剤などの精神薬には依存性があり、一度服用を始めたら、やめるのが大変です。そして、抗うつ剤の最大の副作用は、自殺願望なのです。

うつ病になりたくないと思う人は、メンタルクリニックや心療内科、精神科を受診しないという選択肢もあるのです。うつ病の治療中で本気で治したいと思っている人は、薬の依存を断ち切ることです。それはとてもつらい作業になりますが、第6章で紹介するような生活改善法をできることから一つずつ実践していきましょう。

Q

「がんの早期発見」のために
人間ドックは行ったほうがよいでしょうか?

9

「CT検査」の被曝で、がんになる

最近は、高額な費用をかけて人間ドックを受ける人が増えています。

メタボ健診は国が定めた内容にのっとって行われますが、人間ドックに法的な決まりはありません。検査項目から受けたいものを選び、内容によって費用も変わってきます。10万円を超してしまうことも珍しくないでしょう。

検査費がとくに高騰するのは、CT(コンピュータ断層撮影法)検査やMRI(磁気共鳴画像法)検査などの高度な専門検査を受けた場合です。これらの検査を受けることで、脳卒中や心筋梗塞を起こす可能性や、がんなどの腫瘍の有無を調べられます。ただし、血液や尿などの単純な検査と違い、X線撮影やCT検査は、受ければ放射線を被曝することになります。

2015年4月、朝日新聞の一面に医療被曝に関する記事が掲載されました。この記事を読み、大きなショックを受けた方も多かったと思います。日本は欧米諸国と比べても医療被曝の高い国で、「医療被曝大国」と呼ばれているのです。

朝日新聞の記事によれば、「日本は年間のCT検査が約3650万件(2000年)で、人口当たりの件数が世界で最も多い国の一つ」であり、「国民1人当たりの医療被曝は先進国平均の約2倍とのデータもある」といいます。

過剰な医療被曝量をせめて欧米並みにまで抑えたいと、統一基準が初めて設けられました。基準をつくったのは、日本医学放射線学会や日本診療放射線技師会など12団体で構成される「医療被ばく研究情報ネットワーク」です。

日本の検査技術は高く、中国などからわざわざ人間ドックを受けにくる人も増えています。最近では観光プランの目玉として組み込まれています。

CT検査では、X線を使って身体の断面を撮影していきます。仮に「1ミリの腫瘍も見逃さない」と自負する医療機関であるならば、それは「1ミリ単位で被曝する」ことを意味しています。

医療被曝に対して何の基準もない無法地帯のままではいけないと、「せめて欧米並みに」と定められたのが、今回の基準です。ただし、この基準に法的規制はなく、あくまでも目標値です。

ではなぜ、医療被曝が問題なのでしょうか。

最大の問題点は、がん発症のリスクを高めてしまうことにあります。「がん早期発見のために検査を受け、がんのリスクを高めて帰る――」。

人間ドックはこうした側面を持つのです。がん細胞ががん化するときを、自ら感じとることはできません。しかし、医療被曝のリスクを冒してまでの早期発見が、本当に必要なのでしょうか。

日本は今、2人に一人ががんになり、3人に一人ががんで亡くなると推計されています。「2人に一人ががん」という高い数字には、早期発見に積極的な国民性が表れているのでしょう。がんも自覚症状のないまま進行する病気ですから、自ら検査を受けに行かなければ、「2人に一人ががん」という高い発見数にはなり得ません。

しかし、早期発見が成功しているのならば、なぜ、3人に一人もの人ががんで命を落とす事態になっているのでしょうか。早期発見したがんは、もしかしたら発見しなくても自らの免疫力で、自然治癒していたものなのかもしれません。早期発見することが、がんを確実に減らす良薬にはなっていないのではないでしょうか。

マンモグラフィは日本の女性にむかない

女性にもっとも多いがんは、乳がんです。

現在、女性の12人に一人が乳がんになると推定され、「早期発見、早期治療」が重要と強くいわれているがんの一つです。早期に発見し、患部をきれいにとり除ければ、

9割の人が助かります。がんが小さなうちであれば、乳房の温存も可能とされています。

乳がんの検査で一般的なのは、マンモグラフィ検査です。乳房専用のX線撮影装置で、圧迫板とフィルムの入った板に、乳房を薄くのばしてはさみ、左右それぞれ数回撮影します。この検査機器も、精度の高さや撮影回数によって被曝量に差が出ます。

マンモグラフィ検査をすすめる人たちは、「放射線量は著しく低く、この検査によって乳がんになる確率はゼロに近い」といいます。

しかし欧米では、低線量であっても甲状腺がんや白血病などが起こるリスクは回避できないと、健康被害を重く受け止めています。

実際、米国では40歳以下の出産能力のある女性にはマンモグラフィ検査を推奨していません。2009年には米国予防医学特別作業部会は、40代の女性もデメリットがメリットを上回ると発表しました。ところが、日本では関連学会も政府も医師も、低線量の医療被曝を過小評価し、マンモグラフィ検査を定期的に受けることを推奨しているのです。

日本の女性にとってマンモグラフィほど不向きな検査はありません。

なぜなら日本女性は欧米の女性ほど乳房が大きくないからです。乳房の大きさにかかわらず、乳腺の数に変わりはありません。つまり、日本人の多くは小さな乳房に乳腺が密になって存在しているのです。マンモグラフィでは乳房を力ずくで押し広げ、乳腺にできた目に見えないほど小さながんを探します。とても痛い思いをして板で挟んだところで、乳腺が密に重なる部分からがんの映像を捉えるのは至難の業です。最近の技術で複数の角度から撮影する三次元（３Ｄ）マンモグラフィも登場しましたが、より大きく被曝をすることにもつながります。

なお、人間ドックではＭＲＩ検査も選択できます。ＭＲＩとは、強力な磁石でできた筒状の機械の中で、磁力の力を活用して臓器や血管を撮影する機械です。Ｘ線やＣＴのように放射線を使った検査ではないため、医療被曝の心配がなく、安全だともいわれています。

ただし、その安全性にも大きな疑問を持たずにはいられません。狭い機械の中で、一度に大量の電磁波を浴びることになるからです。電磁波を浴びることも、がん細胞をつくり出し、現代人のがんを増やす一因となるといわれています。

Q　もしもがんを発症したら、
どのような治療を受けるべきでしょうか。

10

がんとは「闘わない」

「病気に負けないよう、がんばって闘おう」

多くの人は、病気になるとそう考えます。

しかし、病気とは本当に闘う相手なのでしょうか。

病気とは、身体が発するＳＯＳのサインです。身体に起こっている異常事態を、身体は病気という形で私たちに教えてくれているのです。その声にあなた自身が応えてあげること。これこそ病気になったときの最高の治療法だと思います。

そもそも病気を起こすのは、自分自身の身体です。にもかかわらず、病気を敵視して闘おうというのは、自分で自分の身体を痛めつける行為ではないでしょうか。

「闘う」ためには武器が必要です。そうして、薬や医療に依存してしまいます。

がんも同じです。「闘病生活」という言葉もありますが、私はこの言葉に強い違和感を覚えます。がんは闘う相手ではありません。なぜなら、がん細胞は私たちの身体の一部だからです。

人の体内では、毎日５０００～１００００個のがん細胞が生まれているといわれています。がん細胞が生まれる要因には、細胞分裂の際の遺伝子のコピーミスの他、化学物質など発がん性物質の摂取、放射線被曝、電磁波を浴びることなどが挙げられます。

ただし、免疫機能がきちんと働いていれば、身体中をパトロールしているナチュラルキラー（NK）細胞などによってがん細胞は排除されます。免疫細胞が連携して働き、がん細胞をとり除いてくれるからです。

しかし、免疫機能が満足に働かない状態が長く続くと、日々誕生するがん細胞は野放しにされてしまいます。がん細胞も、正常な細胞と同じく、分裂して数を増やします。そうやって一つのがん細胞が早期がんに育つまで、5年も10年もかかるのです。人によっては、もっと長い歳月を要することもあります。免疫力の低い人はさらに短期間で発症することもあるでしょう。身体によい生活を送ることで免疫力が強化され、がんが消えることだってあります。

がんを育ててしまった原因は、免疫力を落としてしまう生活にあるのです。

がんも、高血圧症や糖尿病と同じ生活習慣病の一つだと、私はとらえています。がんは、長年の悪しき生活習慣が育てた、身体の一部なのです。自分が生活の中で育ててしまったがんを敵視するのは、やはりおかしいことだと思うのです。

3大治療は免疫力を低下させる

がんを発症して医療機関を受診すると、3つの治療法が提示されるでしょう。

がんをとり除く外科手術、薬の力でがんの増殖を抑える抗がん剤治療、がんに放射線を照射して叩き殺そうとする放射線療法です。

これらをがんの3大治療といいます。いずれもがんを敵とみなし、外因的な力で排除しようというものです。

がんを発症すれば、医師は3大治療をすすめます。がんは日本人の死因の一位とされています。死の恐怖で押しつぶされそうになったとき、医師に「がんばって一緒に闘いましょう」といわれれば、「お願いします」「助けてください」とすがりたくもなるでしょう。しかし、くり返しますが、がんは闘う相手ではありません。

がんを発症すると、「なぜ私が？」と驚く人が少なくありませんが、その答えはこれまでの生活の中にあります。がんは生きている細胞の塊です。

自分の一部である細胞を「敵」とし、「闘う」と意気込まれたら、がんも悔しがるでしょう。がんの気持ちを代弁すれば、3大治療を良《よ》しとする医師たちに笑われてしまうでしょうね。でも、考えてみてください。

私たちは人間であり、ロボットではありません。自分の身体の一部をとり除くことほど、エネルギーと免疫力を消耗させることはないのです。

もしもがんを発症したならば、がんと闘うのではなく、がんとともによりよく生きる道を探すことです。医師に「治療をおまかせします」という前に、いったん自宅に帰り、情報収集を自ら積極的に始めてください。たとえばインターネットを検索すればがんを体験した人たちの話をたくさん読むことができます。がん患者の会などに出かけ、同じ病気を経験している人たちに話を聞いてみるのもよいでしょう。

医師から提示された治療法についても、自分で調べることです。どんなメリットがあり、どんな副作用があるのか、すべては治療を受ける自分自身がきちんと把握しておくべきことです。そうして集めた情報の中から、自分はがんとどう向き合うとよいのか、あなたにとってベストの選択をすることです。

たとえば抗がん剤は、がん治療において必ずといってよいほど使われる薬です。強い毒性を持つものも多数あります。がん細胞の増殖を抑えますが、薬が刃を向けるのはがん細胞だけではありません。抗がん剤は、正常細胞も傷つけます。毒性の強い抗がん剤の作用により傷を負った細胞は変異し、がん細胞になりやすくなります。

がんのある身体をよい状態に向かわせるには免疫力の向上が欠かせません。しかし、

３大治療を受けると、免疫力を著しく落としてしまいます。こうなるとがんの成長を許すばかりか、病原性の弱いウイルスや細菌にも感染しやすく、肺炎や多臓器不全などで命を落としやすくなるのです。がん闘病中に単なる風邪で亡くなる人も珍しくありません。

抗がん剤の有効性のデータをとる期間はわずか４週間で、この期間のデータを見て、がん腫瘍が小さくなれば「効いた」、大きくなった、変化なしという結果が出れば「効かない」と判断されます。効果が４週間続けば「効いた」という判断になりますが、その後もその状態が保証されているわけではありません。

Q がんは切らなくても、治せますか？

11

「手術」ほど生命力を奪う治療はない

知り合いの女性の話です。

彼女は、末期の乳がんと診断され、「すぐにがんセンターへ行ってください」といわれながら、６年半が過ぎた今も元気にされています。彼女のお母さんとご主人のお父さんがともにがんになり、３大治療を受けたにもかかわらず、亡くなっていました。治療の壮絶さに苦しみながら、手術でも治らなかった両親を、ご夫婦はつぶさに見ていました。

「苦しみのなか、死んでいきたくない」と思った彼女は、「がんセンターに入院したくない」と希望し、ご主人も同意されました。

ご夫婦は「がんは治せなくても、がんとつきあっていく方法を探そう」と勉強し、食事を変え、生活を改め、免疫力を高めることを積極的に実践されました。

その一つが、「毎月一度、夫婦で旅行をする」というすてきな決まり事でした。

免疫力の３割は心がつくるといわれます。「病は気から」というように、心が楽しんでいれば免疫力は向上し、沈んでいれば低下します。彼女は月に一回夫婦旅行をするという目標を持ち、将来にワクワクできるメンタルを持ちながら、彼女らしく生きてきました。

ご自身の経験を教えてくださりながら、彼女は「治療をしなければ命の保証はないといわれたのがウソのよう。乳房にしこりは残っているので、がんは消えていないのですけれどね」と笑って話してくれました。

がんは命の危険の高い病気と知られるだけに、発見されると誰もが死の恐怖を覚えます。そんなときに医師から「治療を受ければ、50％の確率で助かりますよ」といわれれば、2分の1の可能性にかけたくもなります。

ほとんどの医師は、「がんとともに生きる」という意識を、持っていません。彼らにとってがんは闘う相手であり、勝利することが医師の務めと考えています。しかし、私はがんは闘う相手ではない、と思っています。がんを発症したら、これまでの生活にがんをつくる原因があったのです。それを改善することで、持てる寿命を自分らしくまっとうするという選択肢を、握ることができるのです。

唾液が感染症から身体を守る

がんを敵と思えば手術して丸ごととり除きたいと思うでしょう。

しかし、がんも自分の一部だと思えばつきあい方は変わります。前述の乳がんの女性のように、3大治療を放棄すれば必ず助かる、といっているのではありません。ただ、手術によって死期を早めてしまうケースもあるのです。これは、多くの事例を見てきた中で、私が強く感じていることです。私たちは生身の身体を持つ生物の一種です。その身体の一部をとり除いて、他のもので穴埋めをするようなことをしても、もとのように機能させるのは簡単ではありません。

昨年、ある青年が舌がんで亡くなりました。彼は、がんのできた舌をとり、他から肉を持ってきて舌を再建する手術を受けました。手術によってできた舌は、もとの舌とはまったく異なり、彼は仰向けで寝ることもできなくなりました。舌でのどを塞がれ、窒息死する危険性が高くなったからです。唾液も思うように出ません。唾液は感染症から身体を守る第一の防波堤です。口から侵入しようとする病原体の多くを唾液は殺してくれていいます。彼の壮絶な闘病生活を聞いたとき、がんと闘わなかったら彼の未来はどうなっていたかと思わずにいられませんでした。

がんの発症に思い当たる原因を生活の中からとり除きましょう。そして、「楽しい」と思えることを日常にとり入れ、笑って過ごす。この方法しかないと、私は考えます。

Q 「がんとともに生きる」って、具体的にどんな生活?

12

「食事」「適度な運動」、そして「笑うこと」

がんとともに生きることを決めたら、笑って暮らすことを心がけましょう。大病を身体に抱えている状況で、最初は笑うことなど難しいと思うかもしれません。しかし、笑いは免疫力を高める最良の方法です。

免疫力と笑いの関係は、多くの研究者が注目しています。たとえば、分子生物学者であり、遺伝子の世界的な研究者として知られる村上和雄筑波大学名誉教授は、笑いと遺伝子の関係について熱心に研究していらっしゃいます。

村上先生はこんな実験をされています。糖尿病の患者さんを集め、１日目は昼食後に「糖尿病のメカニズム」についての講義に参加してもらいました。医学的な内容の講義は、患者さんにとってたいくつです。２日目はお笑いの漫才を観てもらいました。両日とも昼食前と講義（漫才）後に血糖値を測ります。結果はどうだったでしょう。

１日目は血糖値が大きく上がったのに対し、２日目は血糖値の上昇がゆるやかでした。ストレスは病状を悪化させるけれども、笑いは病状を落ち着かせる効果があります。人は笑うと、免疫細胞の一種であるナチュラルキラー（ＮＫ）細胞の活性が上昇するというデータが、世界各国で数々、報告されています。

ＮＫ細胞とは、免疫システムの「パトロール部隊」とも称されています。体中をめぐり、敵とみなされる異物を発見すると、ただちに退治してくれるのが、ＮＫ細胞です。がんの予防と克服においても、ＮＫ細胞はとくに重要な役割をはたします。この細胞は、少なくても50億個、多い人は１０００億個も体内に存在しているとされます。一方、私たちの体内では毎日５０００〜１００００個ものがん細胞が生まれるといわれています。ＮＫ細胞の数が多く、働きが活発であれば、がん細胞をたちどころに破壊してくれるのです。

ところが、ＮＫ細胞はとても繊細な性質を持ちます。年齢や食べ物、そして精神状態などの影響を強く受けてしまうのです。なかでもストレスは、ＮＫ細胞の大敵。過剰なストレスを負うと、ＮＫ細胞は数を減らし、働きを弱めてしまいます。多忙な生活や悩み、不安な気持ちのときほど病気を発症しやすいのはこのためです。

反対に、楽しく暮らしているときには、ＮＫ細胞は活性を高めます。声を上げて大笑いすると、ＮＫ細胞はさらに活性を高めることもわかっています。アメリカのジャーナリストで『笑いと治癒力』（松田銑訳・岩波書店）の著者としても知られている、ノーマン・カズンズはその著作の中で、笑いが人の治癒力を高める効果について述べています。

50歳で難病を発症し、「全快の可能性は500分の1」と宣告されたカズンズは、いっさいの治療を受けることをやめ、マンガやコメディ番組、映画などの力を借りて大声で笑うことで、病状を改善し、職場復帰までをはたした経験をしています。笑いは、あらゆる病気にすばらしい効果をもたらしてくれるのです。

食べ過ぎが免疫力を低下させる

「がんに栄養を与えない食事」も大切です。

食事法については第6章で詳しくお話ししますが、がんの場合、一点異なることがあります。私は糖質制限を推奨していませんが、がんになったときには、糖質制限は効果的であると考えます。

がんの検査の一つにPET（陽電子放射断層撮影）検査があります。ブドウ糖に類似した物質と放射性物質をあわせた薬剤を投与すると、がんから放射線が放出されます。それを特殊なカメラで撮影し、がんの位置を調べるという検査法です。この検査では、がん細胞が正常細胞の3〜8倍もブドウ糖をとり込むという性質を利用しています。

がん細胞は正常細胞より活動力が高いという特徴があります。がん細胞を育てないために、栄養となる糖質を断てばよいことになります。活動力が高いぶん、栄養が届かなければ動きを弱めるのも速くなります。

甘いものを食べたくなっても「がん細胞に栄養をあげてはいけない」とわかっていれば、避けることができます。また、ショックやつらさから食欲がなくなることも多いでしょう。そうしたときに、ブドウ糖の点滴を受ければ、がんをかえって喜ばせてしまうだけなので注意してください。

ファスティングもよい方法です。ファスティングとは断食療法ともいわれますが、苦行のように飲食を断つ方法ではありません。特定の野菜ジュース、水、塩などをとりながら、食事を減らす方法です。

がんになると、「病気に負けないようたくさん食べて、エネルギーを養おう」と思う人が少なくありませんが、これは逆効果になりかねません。

私も年に2回、2泊3日のファスティングセミナーを開催していますが、実際にファスティングを実践して、こぶし大ほどあったがんが消えたという方もいます。

「何を食べると、がん細胞を殺せるのか」という質問もたびたび受けます。「何を食べるか」を考える以前に、食べたものを受け入れる身体をどう整えていくのか、ということのほうがはるかに大事であることを知っておいてください。

大切なのは、胃腸を休めて、身体機能を高く保つことです。飽食の時代といわれて久しい現代、日本人の大半は食べ過ぎです。食べ過ぎや肥満もがん細胞を増やす一因。一日３回、食べ物が入ってくるだけで胃腸は大忙しで休む間もないのに、食べ過ぎや飲み過ぎ、間食などをくり返していれば胃腸は疲弊し、本来の働きができなくなります。免疫力の７割は腸がつくるといわれるほどです。胃腸が疲れている状態で身体によいものを食べたところで免疫力の向上は望めません。

ファスティングには、オーバーワークの胃腸をリセットする作用があります。それよって弱った機能が回復し、たまっている老廃物を排泄できますし、深いリラックス効果も得られます。

ただし、糖質制限もファスティングも、本人しだい。「こんなことをしていたら、がんで死ぬ前に餓死してしまう」とストレスになるのならば、その人には適さない方法かもしれません。大事なのは、「楽しい」「癒される」と思えること。たくさん笑って、充実感の高い時間は、身体と心を若々しく蘇らせ、免疫力を高めてくれるのです。

第3章

お気軽な「市販薬」が生活習慣病をつくる

Q なぜ、病院の処方薬は効くのに、
市販薬は効かないの？

1

気軽な「市販薬」が、寝たきりを招く

市販薬は大衆薬などとも呼ばれますが、正式には「一般用医薬品」といいます。これに対し、医師が出す処方薬は「医療用医薬品」といいます。

最近では、市販薬はOTC薬とも呼ばれるようになりました。英語の「Over The Counter」の略語です。直訳すれば「カウンター越しにもらう薬」という意味になるでしょう。しかし実際には市販薬は、街のドラッグストアの棚にズラリと並べられて、まるでお菓子を選ぶように、気軽に自由に買えるようになっています。

「処方薬＝効き目が強い」「市販薬＝効果が穏やか」だから、市販薬は副作用がほとんどない、と思っている人もいます。これは大間違いです。

たしかに市販薬は、処方薬に比べて作用の穏やかなものが多く見られます。副作用のリスクを避けるために、処方薬に比べて主成分の量を半分から3分の1程度に減らしている薬が少なくないからです。ただし、主成分そのものは処方薬と変わりません。処方薬に副作用があって、市販薬に副作用がない、にはならないのです。

実際に、市販薬を服用して亡くなる方、重度の副作用を被ってしまう方は、毎年います。17ページに掲載した市販薬による死亡者数は、厚生労働省が把握しているだけの数です。市販薬を服用している人の数を考えれば、実際の副作用による死亡者数はもっと多くなるでしょう。市販薬の服用後に呼吸障害を起こして突然死してしまったとしても、家族が市販薬の服用を把握していなければ、死因が市販薬の副作用だとは誰も気づけません。

これは死亡例に限ったことではありません。

たとえば、風邪をきっかけにギラン・バレー症候群になる人がいます。ギラン・バレー症候群は、運動神経に障害を起こし、手足に力が入らなくなる病気で、強いしびれをともないます。風邪が原因だと考えている患者さんの中には、本当は「風邪薬」の副作用だったという人がいるはずです。

私はむしろ、市販薬の服用にこそ注意すべきだと考えています。処方薬はあなたの体調に沿った医師による「オーダーメイド」のはずですし、薬の受け渡しの際、副作用に関する説明を受けます。

しかし、市販薬はそうではありません。たとえば、風邪で購入する薬は、総合感冒薬と記載されています。総合感冒薬には、咳やくしゃみ、鼻水、鼻づまり、のどの痛みなど、風邪の症状をひととおり抑える薬が1錠の中に混合されています。その中には、自分の身体に適さない成分もあるかもしれません。それによって副作用が生じたとしても、薬の説明書を読まなければ、気づくことさえできないのです。

「用法・用量を守っていれば安全」ではない

市販薬は「用法・用量を守っていれば安全」とは考えないでください。その人の薬の感受性によって、表に出る副作用の度合いは違います。同じ人であっても、そのときの体調によって異なります。人の身体とは、何かの拍子で体内環境をガラリと変えてしまうほど繊細なものなのです。

今、一部の市販薬はインターネットでも購入できるようになりました。厚生労働省と財務省は、市販薬を年間一万円以上買う世帯の税負担を軽くする制度を、2016年度の税制改正要望に盛り込むという報道もされています。市販薬の服用を国が推し進める危険性に、私は憤りを感じずにいられません。国は国民の命を第一に守るという意識が欠落しているように感じます。

だからこそ、私たち自身がしっかり知識をつけなければいけません。まずは「市販薬は安全」という幻想を捨ててください。

Q 頭痛の前兆がきたら、ロキソニンをすぐに飲みます。

2

鎮痛剤「ロキソニン」は劇薬だった

きれいなピルケースに市販薬を入れて持ち歩く若い女性が増えています。薬がファッションの一部にもなってきているのです。こうした薬の飲み方を「カジュアル飲み」というそうです。

カジュアル飲みは、副作用への認識の低さの表れです。それは、幼い頃からの経験によって築かれたものなのでしょう。薬をすぐに飲ませる親に育てられた子は、大人になって薬好き、病院好きになる傾向があります。

現在、日本では子どもの医療費は無料、自治体によっては数百円のみとなっています。親には「ありがたい」と感じる制度でしょう。金銭的な負担がなく医師に診てもらえるなら安心と、小児科に行くことにためらいがなくなります。

しかし病気には、「自分の身体に備わった自然治癒力で治すべき領域」と、「医療の力を借りて治すべき領域」があります。風邪は自然治癒力で治すべき病気です。そのことを子どものうちから風邪を通して経験することは、生涯を通して健康な身体を築くうえでとても大事。「風邪は寝てれば治る」と、自らの自然治癒力を体感して育った人は、医療や薬に頼らない意識を持っています。

欧米では、風邪の薬は保険適用から外されています。日本でも健康保険組合や労働組合などは、そうするべきだと主張していますし、私も賛成です。風邪が保険適用外となれば、病院へ行く患者さんが激減するので、無駄な医療費を抑えることができます。

しかし、実現は難しいでしょう。子どもの医療費の無料化は、製薬会社や医療者にとって数十年続く顧客づくりの一環となっていて、彼らの反対は必至でしょう。無料化を「ありがたい」と喜ぶ親たちの意識を変えなければなりません。

しかし、風邪が、薬への依存を高める入り口であることは間違いありません。薬の負のスパイラル……「薬を手放せなくなる」→「耐性ができて効かなくなり、量が増える」→「効かないので薬の種類が増えていく」→「副作用が現れ、それに対処する薬が加わる」→「身体を壊す」という過程で進んでいきます。

もし、日本で風邪は全額負担と変われば、みなさんは風邪を引かないようにと日常生活から健康づくりを心がけるでしょう。それによって使われなくなった医療費は、難病など医療の力を本当に必要とする病気の治療と研究に使われるべきです。そうした取り組みこそ、真の医療の発展を築く一助になるはずです。

カジュアル飲みが薬依存を育てる

親の意識は、子どもに受け継がれます。

カジュアル飲みなど、市販薬をお守りのように常備する人は、ほとんどが子どもの頃、風邪で医療機関を受診していたはずです。

最近は、「スイッチＯＴＣ薬」という市販薬が出ています。これまでは医師の処方でしか得られなかった薬が、薬局で購入できるようになったもののことです。その一つにロキソニンがあります。ロキソニンは消炎鎮痛剤の一種であり、効き目がよいので愛用している人は多いでしょう。頭痛や生理痛、歯痛、神経痛、腰痛、肩こり痛、関節痛など、つらい痛みを軽減してくれますし、解熱作用もあります。しかし、効果がそれだけ高いということは、副作用も全身にわたるということです。

ロキソニンが処方薬としてのみ使われていた頃、この薬は調剤室の「劇薬」の棚に置かれていました。薬は「普通薬」「劇薬」「毒薬」という３つに区分されます。現在ロキソニンは、劇薬から普通薬に変わり、一般の市販薬の棚にも置かれるようになりました。便利になったけれども、その裏には危険もある。カジュアル飲みと気軽に飲んでよいはずがないのは、確かなことなのです。

Q
急な腹痛に襲われます。
下痢止めを手放せないのですが。

3

「下痢止め」は、ウイルスを腸にとどめる

私は「カジュアル飲み」には否定的ですが、市販薬をお守りとして持ち歩くのは、必ずしも悪いことではないと思います。薬にはプラシーボ効果があるからです。

実際には飲まなくても、持っているだけで安心感を得られ、気を強く持てるというのならば、持ち歩く価値もあるのでしょう。

お守りになることの多い市販薬の一つに、下痢止めがあります。

最近、過敏性腸症候群に悩まされている人が非常に多くなっています。過敏性腸症候群とは、下痢や便秘などの便通異常が、おなかの痛みや張りなどの不快感をともないながら、くり返される病気のことです。原因はストレスといわれています。

過敏性腸症候群で目立つのは、朝の通勤ラッシュ時に電車内で腹痛に襲われるタイプです。「各駅停車症候群」といわれています。毎朝のように腹痛が生じるので、駅間の短い各駅停車にしか乗れない様子にたとえて、こう表現されています。

各駅停車症候群の人にとって下痢止めは救世主のような存在でしょう。

すし詰めの電車内で、下痢の痛みと排便したい欲求を耐えぬくのは大変なことです。水なしで飲める下痢止めなども登場しています。「これを持っているから、電車に乗れる」と心強く感じている人は多いと思います。

しかし下痢止めは、ノロウイルスなどの感染症の場合には、決して使ってはいけません。下痢止めには、過敏になっている腸の活動を抑える作用があります。病原性を持つウイルスが腸内で暴れているときに、下痢止めを飲んで排便を止めてしまっては、ウイルスを腸内に長くとどめてしまうことになるからです。

しかし、各駅停車症候群の場合は、ストレスが原因で腸の動きが過敏になっている状態。持ち歩いて、「どうしても必要」というときだけ助けてもらうのは間違った使い方ではないと考えます。

「下痢の痛み」は人生を変えるチャンス

各駅停車症候群になるのには、原因があります。

たとえば、仕事や職場にストレスを感じている人もいるでしょう。そのために毎朝下痢を起こすのだとしたら、今の会社生活が、自分で思っている以上のストレスになっていることを表しています。身体の声をキャッチしてあげてください。

今の時代、仕事を手放すのはとても勇気のいることです。しかし、各駅停車症候群になるほどのストレスを隠しながら一日一日をくり返していれば、次にやってくるのは、もっと深刻な病気です。

心と血圧はストレスに敏感に反応しますから、すでにうつ病や高血圧症を発症しやすい状態にあるかもしれません。さらに怖いのは、免疫力が低下することによってがんなどが発症しやすくなることです。そうしたリスクは十分に考えられます。

たった一つしかない命が脅かされるくらいならば、各駅停車症候群の痛みを、人生を変えるチャンスに転じてみることも考えるべきでしょう。私も薬剤師の白衣を脱いだとき、たくさんの人からいわれました。「せっかく薬剤師の資格を取ったのに、それを捨ててしまうなんて馬鹿ね」「これからどうやって生活するの」。しかし今、私は自分のやりたかった仕事ができるようになりました。薬のよさや、怖さなど、薬剤師だからわかることはたくさんあります。白衣を脱いだからこそ、より多くの方の、健康づくりのお手伝いができるようになったのです。

仕事や生き方に決まりはありません。どんなふうに生きるか、決めるのは自分自身です。仕事をやめるのが難しくても、趣味や「楽しい！」と思える時間をどんどん取り入れていくだけでも、ストレスは大きく軽減できるでしょう。

Q
忘年会シーズン、
胃腸薬を毎日飲んでも大丈夫？

4

「胃腸薬」と暴飲暴食が、胃がんをつくる

先日、友人と居酒屋へ行ったときの話です。

アルバイトの若いお兄さんに「おすすめは何ですか?」と尋ねたところ、「これです」と返ってきたのは、ウコンドリンクのチラシでした。

ウコンドリンクは二日酔い防止の効果があるとして、とても売れている商品です。はたして効くのかどうか疑わしさもありますが、「ウコンを飲んでおけば、お酒を飲み過ぎても安心」というプラシーボ効果は期待できるでしょう。お酒をたくさん注文してほしい店にとっては好都合なのです。

胃腸薬もこれと同じです。胃腸薬を飲みたくなるのは、どんなシーンでしょうか。

胃腸薬は「食べる前に飲む」「胃もたれや二日酔いのムカつきに」などのキャッチコピーを掲げて売られています。たくさん食べたいのだけれども、胃もたれが心配なとき、あるいは食べ過ぎてしまって胃腸に不快感を覚えるときに胃腸薬が飲まれるというわけです。

ではなぜ、食べ過ぎると胃がもたれたり、ムカムカしたり、痛みを感じたりするのでしょうか。私たちの胃は、ものが入ってくると胃酸が出るようにできています。胃酸には食べ物の消化を助ける働きとともに、食べ物と一緒に侵入してきた細菌やウイルスなどを殺す働きがあります。大量の食べ物が入ってくれば、そのぶん胃酸も多く分泌されます。しかし、胃酸は酸性度の非常に高い液体です。大量に分泌されれば、胃酸から胃を守っている胃粘膜を溶かしかねません。このときに胃の不快症状が出ます。

しかし、大量に胃酸が分泌されても、その酸を中和できれば、胃もたれやムカムカを一時的に消すことができます。そのために使われるのが胃腸薬です。胃腸薬にはアルカリ成分が含まれていて、胃酸を中和する作用があります。胃酸が中和されれば、胃の不快感も一時的に抑えられるので、再び飲んだり食べたりを楽しめるようになります。

そのときに胃では何が起こっているのでしょうか。

大量に入ってきた食べ物に混入していた細菌やウイルスを、胃酸が退治できないという事態が生じています。それらの微生物の侵入を胃は受け入れるしかなくなるのです。

しかも、胃酸が大量に分泌されている状態の中、胃腸薬を飲んで暴飲暴食をくり返し、胃をさらにいじめることをすれば、胃炎が生じるでしょう。胃炎が悪化すれば胃潰瘍になり、それがさらに悪化すれば胃がんにつながっていきます。

胃腸薬と暴飲暴食が胃がんを招く

胃の不快感を起こす理由は、胃酸過多の他にも、胃の動きが悪くなっている、反対に活発化している、緊張している、胃酸が逆流しているなどいくつかあります。

医療機関を受診すれば、医師が症状に適した薬を処方してくれます。しかし、市販薬には「総合胃腸薬」といっていくつもの成分を配合している薬があります。この場合、安全性を考慮して各成分は少量ずつしか入っていないので効き目が悪い一方、自分の症状に必要のない成分まで服用してしまうことになります。

どうしても胃腸薬が必要なことはあるでしょう。そのときには、第一の選択肢はやはり医師に診てもらって、自分の症状に適した薬を処方してもらうことです。忙しくてそれができないのならば、薬剤師のいる薬局に行き、症状にそった薬を教えてもらうことです。

同時に忘れてはいけないのは、休養です。

薬で症状を抑えて、胃腸にさらなる負担をかけては重い病気を招きかねません。胃腸を休ませるためには、胃の不快感があるうちは何も食べないことです。胃もたれは「今は食べないで」といっている、胃からのSOSなのです。

Q　薬を飲まないとお通じがないのですが……

5

「薬に頼る」と、腸がサボる

「便秘は身体に悪いので、出す」というのは、正しい考え方です。でも、出し方が問題です。

薬に頼る前にどうして出ないのか、理由を考えましょう。人間の身体は「食べて、出す」ことによって健康を保ちます。食べれば出るのは、自然の営みです。それにもかかわらず出ないというのは、何か理由があるからです。

適度に身体を動かしていますか。玄米や野菜など食物繊維の豊富な食事を心がけていますか。大便は、約60％が水分です。よい便を出すには、水分をとることも大事です。コーヒーなどのカフェイン飲料やアルコールは利尿作用が働くため、これらを飲んだときにはその倍の水を飲む必要があるでしょう。

また、身体の冷えは便秘体質をつくることも知ってください。冷蔵庫や氷で冷やした飲み物をとると、腸の温度を7度も下げるといわれています。手足が冷えればかじかんで動きが悪くなるのと同じで、腸も冷えれば動きが鈍ります。休憩時のアイスコーヒーや晩酌のビールはおいしいですよね。しかし、便秘症の人にとってはその一杯が大敵になります。

便秘を改善するには、身体を温かく保つことも重要です。そのためには、血行をよくすること。私たち日本人はお風呂にゆっくり浸かり、身体を温め、一日の疲れを癒す習慣を持っています。入浴は便秘を解消し、予防するチャンスです。全身から汗がじんわり出てくるまで、ぬるめのお湯にじっくりと毎晩浸かっていれば、便秘は起こりにくくなります。

加齢も便秘の原因になります。なんの努力もしていなければ、加齢とともに腸の動きは鈍っていきます。腸は蠕動運動といって、腸壁を小刻みに動かすことで内容物を前へ前へと動かす機能を持っています。排便力を高めるには、蠕動運動が活発であることが大事なのに、高齢になるとこの蠕動運動が弱ってしまうのです。

また、高齢になると小食になる人が少なくありません。少ししか食べなければ、便も少ししかつくられず、腸の動きを活性化できません。そうすると、毎日少しずつ便をため込んでいくことになります。ため込まれた便は水分を失い、かたくなります。高齢になっていきむ力が弱くなっているのに、便がかたくなれば、出にくくなってしまいます。

食べ方が悪くて便秘になるのは、若い女性によく見られます。偏食や無理なダイエットは便秘のもと。また、若い女性には足やおなかを出すようなファッションによって身体を冷やしている人も多いでしょう。

便秘薬を飲めば、その日はすっきりするでしょう。しかしこれをくり返していると、便秘はますます悪化することになります。腸は、自分の力で活発に動こうとしなくなってしまいます。

1に水分、2に運動、3に食事、最後に薬

便秘の解消は「1に水分、2に運動、3に食物繊維の豊富な食事で、最後に薬」です。

便秘がつらくて薬に飛びつきたくなる気持ちもわかりますが、まずはできることをやりましょう。薬に頼らずとも健康であり続ける身体を築くことは、今の時代を生きる私たちにもっとも重要なことです。

異常気象により洪水や冠水、土砂災害が、日本中のいたるところで起こっています。いつ誰が避難生活をすることになるのか、それはすべての人に無縁ではありません。避難生活において入手がもっとも難しいのは、自分が常用している薬です。そうしたときに、薬の必要な身体か、必要ない身体かによって、状況は違ってきてしまうことを知っておいてください。

Q
花粉症がつらい。
今年も薬で症状をしのいでもいいですか?

6
「眠くなりにくい」といって
安易に飲んではいけない

薬剤師として処方薬を調剤していた頃、私もいくつかの薬を愛用していました。

その一つが、抗アレルギー剤とステロイド剤です。

かつて、私もひどいスギ花粉症で、毎年花粉症シーズンになると、炎症を抑えるために効き目の強いステロイド剤や、アレルギー症状を抑える抗アレルギー剤を使いながら仕事をしていました。

しかし、生活をすっかり改め、薬のいらない身体となると、あんなにつらかった花粉症も起こらなくなりました。「薬を使わない薬剤師」として招かれた講演会などでは、「花粉症をすっかり克服しました。アレルギーの改善にも、薬より生活が大事なんです」とお話しするほど、私は自分自身の身体の大きな変化を実感していました。

ところが昨シーズン、鼻水、鼻づまり、目のかゆみなど、ひどいアレルギー症状が現れたのです。原因は、すぐに思い当たりました。仕事の忙しさゆえに睡眠時間を削っていたのです。睡眠不足の翌朝は、とくに症状が強く現れていました。「身体を酷使すると花粉症も戻るのね」と、私は仕事をできるだけ早く終え、睡眠第一の生活を心がけました。

私の身体に現れたアレルギー症状は、「もっときちんと眠ってよ」という身体の叫びだったのです。病気は、身体からのSOSなのだな、と改めて実感しました。

症状の本当につらい時期に薬を使うのはしかたがないことでしょう。ただ、花粉症のシーズンは決まっています。「のどもと過ぎれば熱さを忘れる」は人の常ですが、来シーズンも同じ苦しみを味わうことを考えれば、花粉症の季節ではない時期にやっておくべきことは決まっています。

アレルギー疾患は、免疫システムが本来は人体に無害なものに対して攻撃をしかけ、炎症を引き起こす病気です。そうだとするならば、心がけることは、免疫力を強化して正常に働けるよう、生活を整えてあげることでしょう。

マスクに予防効果はない

抗アレルギー剤は、市販薬も出回っています。現在の主流は「眠くなりにくい」というタイプです。

抗アレルギー剤にはアレルギーを治す作用も、免疫力を高める作用もありません。表に出てくる症状を抑えるだけです。眠くなりにくくて使い勝手がよくなれば、それに依存する気持ちも高まります。「眠くなるのがいやだから」と薬を控えていた人も、眠くなるという副作用が消えれば、服用のハードルはとたんに下がります。そこが「眠くなりにくい抗アレルギー剤」を製造した製薬会社のねらいの一つでしょう。「眠くなりにくくて使いやすいでしょう」「だから、頼りにしてくださいね」という意図が見え隠れしています。

抗アレルギー剤は、子どもから高齢者まで大勢に飲まれる薬です。あまりに症状がつらいならば、服用する必要もあるでしょう。ただし、市販薬を飲む前には説明書に目を通し、副作用の可能性を確認してください。そして、市販薬を服用したことを、家族など身近な人に伝えておくことです。

なお、スギ花粉症シーズンになるとマスクをするのが常識化しています。しかし、花粉を通さないというマスクの予防効果を過信してはいけません。マスクを片時も外さない生活は不可能だからです。体は花粉に過敏になっており、わずかな接触でも症状が出ます。「花粉を防ぐ」という予防法には限界がある。だからこそ、免疫力の強化が欠かせないのです。

Q　疲れ目に目薬をさすとスッキリします。

7

充血を抑える「目薬」は、目を酸欠状態にする

みなさんが気軽に使う薬の一つに、目薬があります。

俳優さんが疲れ目に目薬をさして、さわやかな笑顔あふれるＣＭは、実に印象的です。目を酷使している人は、ＣＭに乗せられて、つい購入してしまうのではないでしょうか。

しかし、疲れ目に薬は本当に必要でしょうか。

そもそも、目は、なぜ充血しているのでしょうか。

白目の部分には太い血管の他に、表面からは見えない細かな毛細血管が縦横無尽に走っています。疲労がたまると血流が滞り、毛細血管にまで血液が回りにくくなります。血液が不足すれば、その部分の栄養と酸素も届かなくなる。そうなっては困るので、毛細血管は血管を拡張させます。血管が広がれば、外からも血管が見えるほどになります。これが、目が疲れると充血するしくみです。

つまり、目が赤くなるのには、酸欠や栄養不足を防ごうという、目の大事な働きがあるわけです。

こうした理由も考えずに「充血しちゃった。大変！」と、すぐさま目薬をさしたらどうなるでしょうか。

充血を抑える目薬には、血管をキュッと締める成分が含まれます。血管が収縮すれば、白目の充血はとれるでしょう。しかし、酸欠や栄養不足はますますひどくなることになります。

こうして考えれば、目が疲れているからといって市販薬でなんとかしよう、というのは正しい判断ではないことがわかります。目が疲れているのならば、休ませることが最良の方法。ホットタオルで血行を促し、しっかり睡眠をとって目に休息をとらせてあげることです。

ドライアイにも休息がいちばん

最近多い目のトラブルに、ドライアイがあります。

ドライアイは、パソコンやスマートフォン、小型ゲーム機などの画面を長時間、見続ける人に多い症状です。原因は、画面を見つめすぎることで、まばたきの回数が減ることです。それによって涙の量が減ったり、涙のバランスが崩れたりします。

涙は目の表面を覆うことで、目を守っています。涙の量や質が悪化すれば、目が傷つきやすくなり、目のかわきだけでなく、痛み、赤み、かゆみ、疲れ、めやになどの症状が出てきます。光をまぶしく感じたり、目がかすむのも主症状です。

原因が明らかであれば、薬は必要ありません。

パソコンやスマートフォンなどの長時間利用を避けるのがいちばんです。仕事でどうしてもパソコンの利用時間が長くなってしまうというのであれば、せめて一時間に一度は休憩をとりましょう。涙の膜が補正されるように、何度もまばたきをパチパチとくり返してください。温めたタオルをまぶたに乗せて、ホットアイマスクをするのも、目の休息にはよい方法ですね。

ドライアイ用の目薬もたくさん販売されています。ただ、市販の目薬には、防腐剤や血管収縮剤の入ったものも多いので、こうしたものは避けるようにしましょう。

防腐剤が入っていなければ安心だから、と使い続ければ、さらにドライアイを招くことになります。

目薬で水分補給をすることに目が慣れてしまうと、目は涙をつくらなくなっていきます。こうなると、目薬を手放せない状態になってしまいます。症状が深刻化する危険性をはらんでいるということです。

Q 漢方薬なら安全ですか?

8

「葛根湯」は、胃痛と下痢を引き起こす

最近は、漢方薬も気軽に購入できるようになりました。

ドラッグストアへ行けば、さまざまな種類の漢方薬が並べられています。「サプリメントや健康食品のように、漢方薬を軽い気持ちで飲んでいる人が多いのだろうな」と容易に想像できます。

漢方薬を好む人たちは、西洋薬のような副作用が少ない点や、体質改善によいといわれる点に魅力を覚えるのでしょう。たしかに、全体的に見れば、漢方薬は西洋薬ほどの副作用は少ないといえます。

西洋薬は石油由来の合成品であるのに対し、漢方薬は天然成分からなる生薬です。生薬とは、薬効を持つ自然界のさまざまな物質の総称であり、複数の生薬を特定の割合で混ぜあわせたものが漢方薬です。即効性の高い西洋薬に比べると、漢方薬は作用がゆるやかで身体に優しいと見られています。

しかし、漢方薬とはいえ、薬は薬。健康食品をとるような軽い気持ちで飲んでよいものではありません。生薬でも、薬効がある以上、副作用がゼロになることはないのです。また、アレルギー反応の起こる心配もあります。通常の食べ物でも体質があわなければアレルギー反応が生じるのです。濃縮された生薬ならばなおのこと、アレルギー反応が起こる可能性は高くなります。

漢方薬を愛用する人たちの中で、私がもっとも「危ない」と感じているのは、にわか知識のまま、薬剤師に相談することなく、購入してしまう人です。

漢方薬の処方は、通常、患者さんの「証《しょう》」をみることから始まります。証とは、体質や体力、抵抗力、症状の現れ方に見られる個人差であり、その人の状態を表すものです。西洋医学的な視点から見れば同一の病名であっても、漢方では証が異なれば違う漢方薬をすすめられることもあります。「漢方薬は病気を治さないで病人を治す」といわれるとおり、その人の心身の状態を総合的に整えていこうとするものです。だからこそ、自分の体質に適した薬をきちんと選ばなければ、効果を得られないばかりか、改善したい方向と反対の作用がもたらされることもあるのです。

たとえば、風邪を引いたときに葛根湯を使う人は少なくないでしょう。葛根湯は感冒、鼻風邪、頭痛、肩こり、筋肉痛、手や肩の痛みに効くとされています。ただし、万人によいわけではありません。体力があり、体格もしっかりしていて、胃腸の丈夫な体質の人に適応する薬です。反対に、生理機能の落ちている高齢者や体力の低い人、胃腸が弱い人には適応しないばかりか、胃痛や下痢などを起こす可能性もあります。

気軽な漢方薬依存は危険

漢方薬は現在、1100億円の市場規模を有し、このうちの900億円が処方薬です。「漢方薬がいい」と頼めば、医師は症状に適した薬を処方してくれるでしょう。

しかし、漢方薬に精通する医師はそう多くありません。漢方薬メーカーがつくった治療マニュアルを見て薬を処方している医師もいます。

これも危ないことです。病名によって処方が決まる西洋薬と異なり、漢方薬はまず患者さんの証をみて、その人の体質に適した薬を処方しなければ、逆効果になりかねないからです。

もしも、漢方薬の服用を希望するならば、日本東洋医学会や日本生薬学会、日本漢方協会などの認定を受けた専門医を訪ねることです。また、市販の漢方薬を試したいと考えるならば、必ず薬剤師に相談しましょう。私たち薬剤師は、大学で多くの時間をかけて生薬について学び、実習を行っています。

Q
肩こりがひどくて、
毎日、湿布を貼っています。

9

「湿布」の有害物質は皮膚から吸収される

「経皮吸収」という言葉をご存じでしょうか。皮膚に付着する化学物質などの有害物が、皮膚から吸収される状態を示す言葉です。

皮膚は、外から接触する物質が体内に侵入しないよう、バリアになる働きを持ちます。皮膚のバリア機能を担っているのは主に、表皮の最外層にある角質と皮脂膜です。ところが、洗浄作用の強い薬用石鹸や液体石鹸、ボディソープなどで身体を洗っていると、皮脂膜がはがされ、角質細胞間に隙間が生じます。

表皮の下にある真皮や皮下組織には細かな毛細血管やリンパ管が通っています。皮膚のバリア機能の落ちているところに化学物質が付着すると、角質を通り抜けて毛細血管やリンパ管に吸収され、体中をめぐっていくことになります。これが経皮吸収の起こり方です。

私たちの生活には、洗浄作用の強い化学物質を含む洗剤があふれています。そうした社会で生きる私たちは経皮吸収の害にさらされているといえます。

何気なく使ってしまう湿布も、薬の一種です。湿布には、炎症や痛みを抑えるため、インドメタシンなどの薬剤が含まれています。インドメタシンの効能は、鎮痛、解熱、抗炎症作用です。口から飲む解熱鎮痛剤と同様の作用を持つのです。

つまり、解熱鎮痛剤と同様の副作用を有すると考えるのが当然です。

実際に、インドメタシンの副作用は、消化器や呼吸器、筋肉に現れやすいことが示されています。これを長期間くり返し使っていると、胃腸に潰瘍ができやすくなる、筋肉がやせて細くなる、喘息症状を悪化させるなどの副作用のリスクを高めます。

通常、解熱鎮痛剤を口から飲むときには、次の服用まで6時間以上あける、決められた量だけ飲むなどの用法・用量を守るでしょう。ところが、貼り薬や塗り薬は使い方が適当になりやすいもの。そこに外用薬の危うさがあります。

湿布薬は捻挫などの他に、腰痛や肩こり痛、筋肉痛などのときに使用することが多いでしょう。湿布薬を貼る範囲が広かったり、連日くり返し使ったりしていれば、経皮吸収される薬剤の量も多くなり、副作用のリスクも高まります。「貼り薬や塗り薬は、口から飲む薬と違って、作用する部分が限定的だから、副作用の心配はない」と思われがちですが、経皮吸収のリスクを考えれば、そうとはいい切れないことを、私たちは知っておく必要があります。

湿布は手づくりできる

湿布薬は、痛みを抑えるだけの薬で、痛みのもとを治す働きはありません。これは他の薬と同じです。痛みの原因をとり除くためには、血行をよくして、酸素と栄養を患部に行き渡らせてあげることが大事です。

なお「痛みをとるためには、冷湿布と温湿布のどちらがよいでしょうか」と問われることがたびたびあります。「炎症が起きたらすばやく冷やし、時間が経ってきたら、血行をよくするために温めるとよい」とよくいいますが、実際にはどちらでもよいでしょう。なぜなら、湿布薬もプラシーボ効果の大きい薬だからです。

湿布を貼って「心地よい」と思う感情が、痛みをやわらげてくれます。炎症がひどくてジンジンしているときには冷湿布の冷たさが心地よいでしょうし、血行の悪さが痛みを引き起こしているのならば温湿布が心地よいでしょう。湿布を貼ってみて、「心地よい」と感じるほうを使えばよいのです。ただし、使用前には必ず説明書を読み、副作用のリスクを確認し、用法・用量を厳守しましょう。

湿布は手づくりすることもできます。冷やしたい場所に保冷剤を当て、温めたい場所には電子レンジで温めた濡れタオルを当てるだけで痛みはやわらぐはずです。

第4章

知らないうちに身体をむしばむ「健康食品」

Q　サプリメントで栄養補給はダメですか？

1

「サプリメント」も、石油でつくられる

サプリメントは薬の延長線上にあるものです。人工的につくられた不自然な産物であることに、薬もサプリメントも違いはありません。

「人間には自らの中に100人の名医を持っている」

西洋医学の父と呼ばれるヒポクラテス（紀元前460～紀元前370年頃）の名言です。どんな病気になったとしても、身体はその状態に応じて、自ら治していこうとする働きを持っているのです。現代医療で使われる薬の多くは、身体内物質を科学的に解明し、模してつくった合成品です。工場で大量生産されるこの化学合成品の原材料は、ほとんどの場合、石油です。

プラスチックも農薬も食品添加物も薬も、そしてサプリメントも、化学合成により大量生産されるものは、石油を原料としています。

薬なら間違いがないように、サプリメントならおいしく見えるように、きれいな色がつけられています。その着色料も、石油が使われていることが少なくありません。

確かに、サプリメントは健康食品に分類されるものですから、薬ほどの強い毒性はないと考えられるでしょう。ビタミンやミネラル、食物繊維など、現代の食生活では十分に補えなくなっている成分を効率よく補給しようというのがサプリメントです。

「ならば、サプリメントを飲んでもよいか」と問われれば、「あまりおすすめできません」と、私としては答えるでしょう。

私自身も、サプリメントや健康食品の類は口にしません。サプリメントや健康食品の栄養素は、野菜や果物を食べれば自然な形で得られるものだからです。

たとえば「レモン100個分のビタミンC」などというキャッチコピーをよく目にします。これだけ見ると、たしかにすごいことのように感じます。ビタミンCは、美肌にも効く美容成分ですし、疲労回復にも必要な私たちの身体になくてはならない成分です。疲労をためないようにと、複合ビタミン剤を飲んでいる方も多いと思います。

しかし、それを飲んだあと尿が不自然な黄色になり、独特の臭いがしませんでしたか。これはビタミンB_2の成分が、尿と一緒に排泄された表れです。ビタミンB類やCは水溶性の成分であり、不必要な分はそのまま排泄されます。不自然な形で大量に身体に入れても、身体はそれを受け入れていないのです。

不必要なものが出てきてくれたのならば、まだよいのかもしれません。ビタミンには脂溶性のものもあります。ビタミンA、D、E、Kなどです。それぞれ身体に必要な成分であり、不足すれば身体機能に支障をもたらします。

これらは脂溶性であるため、身体の脂肪分にたまりやすく、排泄されにくいのです。身体に必要な成分も、過剰に蓄積してしまうと、多くの弊害をもたらすことになりかねません。

それでも、「どうしてもサプリメントをとりたい」という人は、合成品ではなく、天然由来の物質から抽出された品を選ぶとよいでしょう。

天然由来のサプリメントもさまざまなものが販売されています。

アントシアニンやコンドロイチン、グルコサミン、セサミン、コラーゲン、ヒアルロン酸などは、加齢によって衰えがちな身体機能を若々しく高めてくれるとされ、とても人気です。

ただ、単一成分を抽出したものが本当に効くのか、という疑問はあります。アントシアニンのサプリメントは、「ブルーベリー◯◯個分の成分を1粒に凝縮」などと宣伝されます。アントシアニンは目の健康によいとされる成分です。しかし、アントシアニンが目の疲れをとってくれるのは、ブルーベリーに含まれる他の成分がアントシアニンと一緒に働くからではないでしょうか。身体によいと知られている成分のみを凝縮して「身体によい」「若返る」などとはいえないと、私は考えます。

しかも、サプリメントの成分も血管を通って全身に行き渡るのは、薬と同じです。目によいとされる成分が、目にだけ届くわけではありません。他の部位ではどのように作用するのかはわからないということも、意識しておく必要があります。

生活改善を上回るサプリメントはない

生活習慣を改めない限り、どんなによい商品をとったところで、真の健康は得られません。その点においても薬とサプリメントはよく似ています。

目の前にあるものが、いつもあるとは限りません。薬やサプリメントなど特別なものに頼って体調管理をしていたら、もしもそれを入手できない状況に陥ったとき、どうやって健康を維持すればよいのでしょう。

私たちが大事にすべきことは、生活の中から自分の力で健康を高めていく意識です。「このサプリメントを毎日飲んでいたら、医師からも見放されていたのに、病気が治った」などという体験談は、たびたび耳にします。有機栽培でつくられた良質の野菜や果物だけを使い、ていねいに製造されているサプリメントもあります。これはすごいと、私自身感じるものもあります。

ただ、そうした方々のお話を聞いていると、良質のサプリメントや高価なサプリメントを口にするとき、同時に健康に対する意識を大きく変えていることがわかります。「これだけよいものを飲むのだから、ふだんの食事も良質なものをとるようにしよう」と、コンビニ弁当の加工食品など食品添加物を含むものを控える人が多くなります。サプリメントをきっかけとして、日常生活を大きく変えているのです。

サプリメントの力とあいまって、実際にはその人の意識が変わり、食や生活に対する姿勢が変わったことも、大きな効果をもたらしているのではないでしょうか。

Q グルコサミンで膝の痛みが治りました。

2

「グルコサミン」の効果は、プラシーボ

膝の痛みに効くといわれている、グルコサミン。

そもそも、グルコサミンとは、私たちの体内にもともとある成分で、軟骨をつくる際に必要とされるアミノ糖の一種です。

体内のグルコサミン量は加齢とともに減少し、それとともに軟骨は劣化していきます。軟骨は、骨と骨の間にあるクッションの役目をはたしています。体重の多くを支える膝の軟骨は、とくにすり減りやすく、そうなってしまうと歩くたびに痛みを覚えるようになります。

そこでサプリメントの登場となります。グルコサミンのサプリメントは、多くがエビやカニの甲羅に含まれる成分を抽出してつくられています。天然成分をつかっているので、安全で安心、効果も期待できる、というのが一つのうたい文句です。

軽快なリズムでぐるぐると膝を回し、膝の健康をアピールするグルコサミンサプリメントのＣＭがあります。あの映像を見ていたら、膝の痛みで歩くのもつらい人は、一度試してみたくなるでしょう。

高齢の有名人がさっそうと歩き、キラキラと輝きながら「サプリメントのおかげで、この年齢でもがんばれる」と語りかけてくれれば、「生涯現役」を目指したい人たちには夢の健康食品に感じられるかもしれません。

しかし、エビやカニの甲羅から抽出したアミノ糖が、服用後にそのまま膝の軟骨の生成に使われるのかと考えれば、答えはノーでしょう。

サプリメントの成分は、薬と同じように消化吸収されて全身をめぐります。膝に届くのはそのうちの一部です。膝の軟骨を再生させるために摂取するのだとしたら、どれほど大量のグルコサミンが必要となるかわかりません。それにもかかわらず、本当に膝の軟骨を再生させたのだとしたら、それはサプリメントの領域を超えて、薬というべき効能です。

なぜ、サプリメントの宣伝は、体験談式が多いのか

これはグルコサミンのサプリメントに限ったことではありません。

アンチエイジング（抗老化）効果をうたうサプリメントが続々と販売され、各メーカーは宣伝に力を入れています。サプリメントのCMには、一つの傾向があります。現役を謳歌する高齢の有名人を連れてきて、「私も飲んでいます」といって体験談を語らせる方式です。

なぜ、サプリメントの宣伝は、体験談式が多いのでしょうか。

サプリメントは、プラシーボ効果の高い健康食品だからです。だからこそ、実際に体験した人の話が効くのです。「私もこれを飲んだら、あんなふうになれるかしら」と思わせることが第一歩です。受け手の「元気になりたい」「若返りたい」という願いを「若返るに違いない」という思い込みにかえます。そんな思い込みを抱いて服用するから、効いているような気持ちがするのです。

もしも、なんだかわからない錠剤を渡され、「毎日飲みなさい」といわれたとしたら、おそらくほとんどの人は身体の変化を実感できないでしょう。元気でいきいきしている人が「膝にすごく効くよ」と教えてくれるから、膝の痛みが消えるのです。

価格設定も大事です。サプリメントの価格はピンきりです。あまりに安すぎれば「本当に効くの？」と思ってしまうところですが、一万円もすれば、高価ゆえに効きそうな気持ちがします。

サプリメントを飲むのかどうかを決めるのは自分自身です。飲んでいることで膝の痛みが消えた、身体が元気になったというならば、プラシーボ効果がよく表れているのでしょう。そうした人は続ける価値が、もしかしたらあるのかもしれません。

Q

メタボ体質なので
ダイエット食品を使ってみたいのですが……。

3

「ダイエット食品」でやせると、
必ずリバウンドする

手軽にダイエットができるとして、人気のダイエット食品。多いのは、食を置き換えるタイプです。一日3食のうち、一食をエネルギー量のきわめて少ないダイエット食品に置き換えることで、一日の摂取エネルギーを減らします。

身体を機能させるためには、多くのエネルギーを必要とします。そのエネルギー量を食事からとれなくなると、身体は脂肪などを分解してエネルギーに変えて消費します。ダイエット食品の多くは、この身体のメカニズムを活用しています。

ダイエット食品の愛用者に多い最大の問題点は、リバウンドです。

ダイエット食品を使っている間は体重を落とすことができても、これをやめたとたんに「食べたい」という欲求が高まって、食べ過ぎてしまうのです。

「食べたい」という欲求から食べ過ぎてしまう心理の裏側には、ストレスがあります。ダイエットを成功させたいのならば、まずはこのストレスの原因をとり除くことでしょう。それが食べ過ぎを抑えるうえでもっとも大事なことです。

その努力をしないでダイエット食品に頼ってしまうのは、「簡単にやせたい」という心理が働くからでしょう。自分の意識を変えずにダイエット食品に頼ってもリバウンドをくり返すだけで、根本的な解決にはなりません。

最近は、高額な費用を払い、運動指導と食事指導を2カ月間みっちり受けるダイエット・ジムが人気です。マンツーマンでパーソナルトレーナーがついて筋トレを行い、食事指導もしてくれるので、通っている間はかなりの効果を期待できることは、CMを見ても明らかです。

しかし、目標の体型を手にしたところで、ジムを卒業したあとは、自分で努力を続けなければ体型の維持はできません。いっときだけ理想の体型になれたとしても、すぐに戻ってしまったのならば、意味がないですよね。

では、本当にダイエットを成功させるには、どうすればいいか。

それは、第一にストレスの原因をとり除くこと。食べること以外のストレス解消法を持つことです。第二には、特別なものに頼るのではなく、日常生活の中でできることからスタートさせることです。この2つを整えてからダイエットを始めれば、ダイエット食品など特別なものに頼らなくても、きっと成功させることができます。

糖質制限が危ない理由

ダイエットを始める際、大事にしてほしいのは、食事と運動の両輪で体調を整えていくことです。運動をせずに食事制限のみをしてしまうと、筋肉が落ちていってしまいます。

筋肉は重いので、筋肉が落ちると体重はたしかに減ります。そうしてやせた身体は、皮膚だけが伸びてしまってシワシワです。健康な身体づくりのためのダイエットであるはずが、健康も美しさも失ってしまうのはあまりに残念。食事と運動については、第6章にて詳しくお話ししましょう。

もう一つ大事なのは、「糖質を制限しすぎてはいけない」ということです。

日本の伝統的な食事は、生活習慣病やがんを招きにくい、すばらしい食事であると、世界中で注目されています。その日本の伝統食は、ご飯があってこそ成り立つものです。

パンや麺類など、外国から輸入した小麦の糖質は、私も制限すべきだと思います。小麦に含まれるグルテンというタンパク質が、アレルギー疾患を引き起こしやすいことも事実です。しかし、日本という土地で生まれ育った私たちには、日本の土でつくられるお米が必要なのです。

その土地で生まれたものを、その土地でいただく。「地産地消」こそ、薬に頼らない身体づくりに欠かせないことといえるでしょう。

第5章

「生活日用品」が身体の不調を引き起こす

Q 入浴剤は、使っても大丈夫ですか?

1

「入浴剤」の着色料・香料は化学合成品

色も香りも、さまざまな入浴剤が売られています。日本の名湯の名がついた入浴剤も見かけます。一日の疲れを癒す入浴時、よりよい効果を得たくて活用している人も多いことでしょう。

ただし、入浴剤も経皮吸収の大きい物質です。香料や着色料の多くは、石油由来の合成品です。香りも自然界にはないきついものが多いですし、不自然にキレイな色のお湯になります。たとえば清涼飲料水やキャンディに、いかにも「着色料で色づけしました」とわかる飲食物があるでしょう。子どもは「おいしそう」と食べたがるけれども、常識のある大人は口に入れるのをためらいます。しかし、香料や着色料の入ったお風呂に入ると、キャンディを食べるのと同じことが起こってしまいます。

しかも、入浴時は、ボディソープで身体を洗っているので、皮膚のバリアが弱まっています。そのうえ身体を温めますから、皮膚への浸透がよくなっています。化学物質でつくられた入浴剤の混ざったお湯に浸かってしまえば、そのぶん、経皮吸収の害も大きくなると考えられるでしょう。

入浴剤を使いたいのならば、手づくりをすることをおすすめします。

入浴時のシュワシュワを楽しみたいならば、重曹とクエン酸を２：１で混ぜて、お湯に入れてみましょう。香りを楽しみたいのなら、天然のアロマオイルを数滴垂らしてください。経皮吸収の害を考えれば、台所にあるもので手づくりした入浴剤のほうがはるかに安心して入浴を楽しめます。

シャンプーの化学物質は脳に蓄積されやすい

経皮吸収の害がもっとも強く出やすいのは、髪です。シャンプーやコンディショナーのCMで「すばやく浸透」「奥深くまで浸透」という文句が使われます。その通りで、シャンプーやコンディショナーに含まれる化学物質は、頭皮の奥まで浸透し、血流にのって全身をめぐることになります。

多くの化学物質は水に溶けにくく、脂に溶けやすい性質を持っています。身体の脂肪に蓄積されやすいため、一度体内に入ると排泄されにくいのです。脳は、水分を除いた約60％が脂質でできています。頭皮から入った化学物質は、もっとも近くにある脂質、すなわち脳に蓄積されやすいと考えられます。

私も若い頃には、髪を染めたり、パーマをかけたり、流行のシャンプーで毎日洗髪したりしていました。けれど、この十数年、髪に手をかけるのをやめています。髪も染めませんし、パーマもかけません。

経皮吸収の害について考えるようになった当初は、身体に悪いものを入れたくないという思いが強く、「とにかく身体によいものを」と探しまわったこともあります。

でも、今は石けんを使っています。洗髪を一週間に一度しかしないので、以前に比べれば、経皮吸収の割合も7分の1です。石けんはアルカリ性なので、クエン酸でリンスするなどして中和すればしっとりなめらかな髪になります。

「あれもダメ、これもダメ」と制約が増えるとストレスが生じます。生活改善は自分で楽しめる範囲のところで実践するのが、長く続ける秘訣でしょう。

髪に多くの手をかけていた頃は本当の自分の髪質さえわからずにいました。けれど何もしていない今の私の髪には、ほとんど白髪がありません。「髪にツヤがあるね」といってもらえます。現在、57歳の私にとって髪は自慢できる一つです。

髪には生活習慣が現れるといわれています。

生活を整え、身体に若々しさが蘇ってくると、自然にまかせておいても若々しくいられることに自分でも驚いています。

Q 子どもに虫よけスプレー、平気ですか?

2

「虫よけスプレー」は、農薬の一種

蚊に刺されるのがイヤだから、皮膚にシュッシュと虫よけをふりかける人は多いでしょう。市販の虫よけに使われているのは、ディートという農薬の一種です。虫よけも経皮吸収が心配される薬剤の一つです。人には安全とされていますが蚊に害を与える薬が、人間に無害という理屈は成り立ちません。

幼いお子さんが「かゆい思いをしないように」と、お母さんがお子さんの肌に虫よけをふきかける姿もよく見かけます。子どもの肌は、大人の肌より浸透性が高い状態。有害な化学物質を皮膚に塗り込んでしまえば、害が大きくなりかねません。お散歩のたびに虫よけをさせるお母さんもいますが、子どもを思っての行為が、子どもの健康に悪影響を与えかねないことを知ってほしいと願います。

また、「スプレー式は口から吸い込みやすいから、シート式や塗るタイプのものがよい」という声も聞きます。皮膚に塗った時点で体内に吸収されていくことを考えれば、口から吸い込むのも皮膚から吸収されるのも大きな差はありません。

そうはいっても、蚊に刺されたかゆみを避けたい気持ちはよくわかります。そのような場合には、ユーカリやゼラニウム、ラベンダー、レモングラス、シトロネラなどのアロマオイル（精油）から好きな香りを選んで数滴、水を入れたスプレー瓶に入れて混ぜてみましょう。これらは蚊の嫌いな香りです。そうした精油を使えば、手づくりの虫よけスプレーができあがります。ただ、精油も子どもの肌には刺激が強いものがあります。お子さんに使うときには、くれぐれも注意して使ってくださいね。

肌の新陳代謝がよければ、日焼けは怖くない

夏に欠かせないアイテムにはもう一つ、日焼け止めがあります。

これも、経皮吸収が心配される薬剤の仲間です。こうして考えれば、皮膚に塗るものにはすべて経皮吸収の可能性があるのですから、「何を使い、何をやめるのか」を意識することが大事であるとわかります。

それを決めるのは、結局のところ自分自身です。経皮吸収の心配があるとはいえ、真夏の炎天下で肌をさらさなければならない状況になったら、日焼け止めを使うこともあるでしょう。

日焼け止めで、肌に当たるすべての紫外線をカバーできるわけではありません。肌が赤くなるのを多少は抑えられても、紫外線は肌の奥に確実に届いてしまうはずです。そのときに「日焼け止めをしているから大丈夫」と安心するのか、「どうしよう、シ

ミができちゃう」と不安になるのかでは、肌への影響が違ってきます。ストレスが加われば肌の血行が悪化します。そうなれば、肌の炎症も強く現れるでしょう。

なお、日焼け止めを使うなら、紫外線吸収剤の入っていないものを選んでください。また無色素、無香料、無鉱物油、ノンパラベン、ノンアルコールなども確かめてください。

ただし、日焼け止めよりも大事なことがあります。日々の生活習慣を整えて、肌の新陳代謝がしっかり行われる身体をつくってあげることです。人間の細胞は、たえず新旧を入れ替えながら機能を保っています。新しい細胞が次々に生まれ、古い細胞ははがれ落ちていくのです。これを新陳代謝と呼びます。皮膚細胞の新陳代謝には、だいたい28～56日間かかります。この日数は人によって異なります。一般には子どもや若い人の新陳代謝は早く、加齢とともにスピードは遅くなります。大人になると、わずかな傷も治りにくくなるのは、新陳代謝が遅くなっているためです。

新陳代謝を活性化させるために必要なのは、肌につける基礎化粧品や日焼け止めではありません。「肌は体内を映す鏡」ともいうように、身体の中がきれいになると、それが肌に映し出されます。バランスのよい食事と適度な運動が大切です。

Q

柔軟剤や消臭スプレーは大丈夫ですよね？

3

「消臭剤」の香りは、化学物質

あなたは、洗濯に柔軟剤を使いますか？

使うのならば、柔軟剤の香りをどう感じますか？

もしも「よい香り」と感じているならば、動物としての感性が失われている危険性があります。

柔軟剤はもともと洗濯後の繊維を柔らかくし、静電気を防止するために使われていました。その後は、消臭と抗菌という目的が加わりました。そして現在は、香りづけのために使っている人が多くなっています。

合成香料の多くは、石油由来の化学物質です。自然界にない、人工的につくられた、化学的な香りです。それを「よい香り」と感じるのは、人間として不自然なことでしょう。不自然な香りのついた服を身にまとい、「気持ち悪い」と思わない私たち現代人は、自然界から感性がかけ離れてしまっているのかもしれません。

現在は合成香料で香りづけされた柔軟剤が人気で、市場規模は1000億円を超えています。その一方で、柔軟剤の香りを嗅ぐと気分が著しく悪くなる人が増えているのも事実です。他人の柔軟剤の香りのために、吐き気やめまい、頭痛が起こる重症者もいます。これは、化学物質にアレルギー反応を起こす過敏症の一種と考えられます。

柔軟剤のCMは、柔軟剤を使って洗い上げたタオルに母子で頬を寄せて「フワフワだね」「いい香りだね」と満足気な表情を浮かべる映像や、敏感な赤ちゃんの肌を柔らかなタオルで包んであげたいと願う母親の映像が定番です。

しかし、乳幼児期に発症するアトピー性皮膚炎が、柔軟剤をやめたらよくなったという話はよく聞くところです。経皮吸収ということを考えれば、敏感で浸透性の高い赤ちゃんや子どもの肌に、化学物質のついた繊維を接触させるというのは、過敏症をつくるリスクを高める行為とも考えられます。

心配されるのは子どもばかりではありません。赤ちゃんや子どもの肌によくないものが、大人には影響しないとはいえないからです。

人工的な香りをいい香りと感じると危険

香りの害として考えれば、各家庭に一個はある消臭スプレーや芳香剤にも注意を向けたいところです。人工的な香りは、すべて化学物質からつくられています。香りのする空間で呼吸をすれば、その化学物質を体内にとり込むことになります。

消臭スプレーは、「除菌できる」というタイプのものがほとんど。

ＣＭの映像ではソファやベッド、子どもたちの制服、靴、下駄箱、車内など、あらゆるものにシュッシュッとスプレーを吹きかけ、「洗濯できないものにはスプレーすれば、清潔、爽快！」をイメージさせます。「赤ちゃんのベビーカーにも消臭スプレーを」というＣＭを見たときには、本当に驚きました。元気なお父さんが「◯◯◯はお母さんの愛だ！」と叫び、息子たちがスプレーをしたものに頬をすり寄せてうっとりしている映像には、言葉も出ません。

私にも息子が２人いますから、部活に熱中している男の子が汗臭いのはよく知っています。でも、臭いからといって制服に消臭スプレーを吹きかけてしまったら、その子は一日中、呼吸のたびに化学物質を吸い込むことになります。

除菌をしたいのならば、帰宅後に風通しのよいところに吊るしておいてあげる。よい香りをつけたいのならば、せめて天然のアロマオイルを水で薄めてスプレーしてあげる。化学物質を使わない工夫で消臭や芳香を楽しむことはできるのです。

第6章

一生、薬のいらない身体になる

生きがいのある生活が末期がんを克服した

10年前、病気は薬だけでは治せないと、私は薬剤師の白衣を脱ぎました。現在は、ウォーキングと簡単に誰にでもできるエクササイズである「ベジタサイズ」、栄養指導によって、たくさんの方々の病気にならない身体づくりのお手伝いをさせていただいています。

10年間、新たな取り組みを続けてきた中で、一つの大きな気づきがありました。それは、生きがいを持って人生を楽しんでいる人は病気になりにくいこと。命にかかわるような病気になってしまったとしても、生きがいを持っている人、近い将来にわくわくするような目標を持った人、リラックスした時間を楽しんでいる人は、病気と上手につきあえるということです。

がんになる人に多いのは、忙しくてストレスの多い生活を送っている人です。忙しさゆえに食事もおろそかになり、運動もしなくなり、ストレスのために暴飲暴食をくり返す。こうした生活は免疫力を著しく低下させます。免疫力が落ちれば、毎日生まれてくるがん細胞を殺せませんし、それが育つのを許してしまうことになります。こうした悪しき生活習慣の積み重ねが、病気をつくります。

がんになると多くの人は「なぜ、私が？」と真っ先に思います。

しかし、がんになるのには、原因があるのです。原因がわかれば、病気の根本を断つ努力ができます。その原因が仕事のストレスなのだとしたら、そこから離れるという選択肢もあります。命があっての仕事です。最後まで仕事に生きるのか、仕事を辞めて他の生きる道を歩むのか、それを決めるのは「どう生きたいか」という自分の思いの中にあります。

営業マンだったある男性はがんが見つかってから、仕事を辞めてコーヒーショップを始めました。仕事で多忙な生活を送っていた頃、営業中に立ちよるコーヒー一杯に癒されていたそうです。今はのんびりとコーヒーを入れる毎日が楽しいといいます。

キャリアウーマンだったある女性は、40年間懸命に働いてきた末、末期の子宮がんとなりました。「手の施しようがない」と医師に宣告されたそうです。

彼女は最後のときを両親と暮らそうと、田舎の実家に帰りました。それからがん治療について懸命に勉強し、一日3回お風呂に入ること、しぼりたてのニンジンジュースを一日10回飲むことを実践しました。3カ月後、CT検査を受けると腫瘍はほぼ消えていたそうです。3年が過ぎた今も、彼女はご両親と元気に暮らしています。

がんだけではありません。

生き方を変えることによって、膠原病や慢性関節リウマチなどの難病が改善した人もいますし、高血圧症や糖尿病などの生活習慣病の数値が安定した人も大勢います。

生き方を変え、考え方を変え、そして生活を変えることによって病気と上手につきあうコツがつかめます。

病気は身体からのSOSです。身体が「疲れたよ」「きついよ」「休みたいよ」と教えてくれているうちに身体が欲することを始めましょう。それを無視し続けてしまうと、身体は病気という形で叫び声を上げることになります。

身体のSOSを受け止めてあげられるのは自分だけ。医療や薬はそれを支えるためのものであり、病気を治すのは自分自身なのです。そして、病気とは決して闘う相手ではないことを忘れないでください。

では、どうすればよいのでしょうか。

第一にはストレスの原因をとり除き、生活に楽しみや生きがいを持つこと。第二に生活を改善すること。本章では「薬を使わない薬剤師」として私がおすすめする生活改善術を5カ条にまとめて紹介します。

第1カ条　体温を上げる

体温が一度下がると、免疫力はおよそ30％も低くなるといわれています。

ところが薬は、体温を下げる作用を持ちます。これは解熱鎮痛剤に限ったことではなく、ほとんどの薬が持つ作用です。病気を治すためには免疫力の向上が欠かせないというのに、病気の症状を抑えるために飲んだ薬が体温を下げ、免疫力を低下させてしまうとは、なんとも皮肉な話です。

薬の長期服用が身体によくない理由の一点はここにあります。

急性の症状を抑えるなど、薬の主作用が副作用を上回る場合には、薬はおおいに効力を発揮するでしょう。しかし、長期間服用を続ければ、体温の低下が続き、免疫力はどんどん弱ってしまいます。これでは身体が病気を治す力を高めることができません。病気を治し、薬に頼らない身体を築くためには、体温を上げることを心がけましょう。

体温を上げるには、血流をよくすることです。免疫細胞は血流に乗って全身をめぐりますし、血流がよくなれば細胞の生まれ変わりである新陳代謝を活性化できます。体温が上昇すると、体内環境が病気を治すほうへといっせいに傾いてくれるのです。

本来、健康な人の平熱は36・5〜37・1度です。最近は35度台の低体温の人が多くなっています。病気を患う人が増えている一因はここにもあると考えられます。

ふくらはぎをよく動かす、筋肉をつける

まずはふくらはぎを動かしましょう。ふくらはぎは「第2の心臓」といわれます。下半身に滞りがちな血液やリンパ液は、ふくらはぎをしっかり動かすことで押し戻すことができ、全身の血流改善をうながします。その方法は第3カ条で紹介します。

筋肉をつけることも大事です。筋肉が身体についてくると基礎代謝が上がります。基礎代謝とは生命活動に使われるエネルギーのことです。基礎代謝が上がれば、エネルギーを消費する効率がよくなり肥満を予防・解消できますし、血行もよくなります。

この方法については第2カ条でお話しします。

一日一回は入浴する

「がん細胞は35度を好み、39・3度で死滅する」と、最近の研究により報告されています。体温の低い人、冷え性の人はがんになりやすいのです。

毎日、お風呂にゆっくりと浸かり、体温を上げることは、身体を清潔に保つ以上の意義があります。血流をよくして免疫力を高め、がん細胞を死滅させてくれるのです。そう考えれば、シャワーだけですませる、というのはよくない生活習慣であることがわかるでしょう。お湯は少しぬるめにして、身体の深部からジワジワと温めていくのがベストです。

熱いお風呂を好む人もいますが、これはやめましょう。免疫力は、活動時に優位になる交感神経が刺激されると停滞し、休息時に優位になる副交感神経が刺激されると活性化します。交感神経と副交感神経はあわせて自律神経と呼ばれ、両者が拮抗して働くことで体内の機能は正常に保たれます。

がんや糖尿病などの生活習慣病になりやすいのは、交感神経が優位に働き過ぎている人です。忙しい生活、ストレスの多い生活は自律神経のバランスを崩し、交感神経の働きばかりを亢進させてしまいます。

それにもかかわらず、熱いお湯に入れば交感神経がますます刺激され、入浴が逆効果になりかねません。病気を治すために必要なのは、副交感神経がきちんと働く時間をつくってあげること。

そのためには、心身ともにリラックスすることが大事です。

「忙しくてゆっくりお風呂に入る余裕がない」という声も聞こえてきそうですが、シャワーだけでなく湯舟にお湯を張って入ることを心がけましょう。それだけでがん細胞を減らせるのだとしたら、やってみる価値はあるはずです。

入浴中はよりリラックスできるよう、深呼吸をくり返す、ふくらはぎなどをマッサージする、好きな音楽を聴きながら瞑想するなどもよいことです。

旬の食べ物をとる

食べ物には「食性」というものがあります。身体を温める「陽」、身体を冷やす「陰」、陰陽どちらにも偏らない、おだやかな性質の「平」という食性です。

多くの場合、人間の身体は食性と連動しています。

夏野菜に陰のものが多いのは暑さでほてった身体を冷ますため、冬野菜に陽が多いのは寒さで冷えた身体を温めるためです。

旬や盛りの野菜や果物をとることは、身体を健康に導くために欠かせないことです。

ところが近年は、農業技術もすすみ、冬でもトマトやキュウリが流通しています。夏が旬のトマトやキュウリを、冬に食べれば身体を冷やし、免疫力を低下させかねません。トマトはリコピンという抗酸化物質が豊富で健康食品として知られていますが、夏野菜は夏に食べてこそ意味のあるものといえます。

ただ、冷暖房の完備された現代の暮らしでは、夏でも身体が冷えてしまいがちです。低体温の人、冷え性の人は、夏でも温かいみそ汁やスープ、煮物、鍋料理などを積極的に食べるようにしましょう。

キンキンに冷やしたものは食べない

炎天下で身体がほてってしかたがない際に、キンキンに冷やした飲み物や食べ物をとるのはよいと思います。

けれども、長袖を着ている季節や冷房の効いた室内で、冷たいものを口にすれば身体を冷やすだけです。身体の冷えは、免疫力を下げ、病気を招きます。冷やしたものより温かいもの、せめて常温のものを飲食するようにしましょう。

第2カ条　インナーマッスルを鍛える

「インナーマッスルを鍛える」というと、大変なことをしなければならないと思うかもしれませんが、そんなことはありません。とても簡単に、日常生活の中でインナーマッスルを鍛えることができます。

人の筋肉には2つの種類があります。一つは身体の外側を覆っているアウターマッスルで、表層筋とも呼ばれます。もう一つが身体の内部についているインナーマッスルで、深部筋ともいいます。

それぞれの役割を簡単に説明すれば、アウターマッスルは主に瞬発力の筋肉、インナーマッスルは主に持久力の筋肉といえるでしょう。

陸上選手にたとえて考えてみましょう。

短距離走や重量挙げ、ハンマー投げなど瞬発力が重要となるアスリートはみなさん筋骨隆々、立派な体格をしています。身体の表層にあるアウターマッスルを鍛えあげているからです。アウターマッスルは太く重たいので、鍛えると体重が増えます。ウエイトトレーニングやマシントレーニングなどをすると効率よく鍛えられ、比較的短期間で効果を実感できます。ただ、その効果は長持ちせず、トレーニングをやめるとせっかくついた筋肉はすぐに落ちてしまいます。

一方のインナーマッスルは、長距離走など持久力を必要とするアスリートが重視する筋肉です。マラソンの選手など、あの細い身体のどこに長距離を走りぬくパワーが隠されているのだろうと思われたことはないでしょうか。

インナーマッスルは細くしなやかなので、鍛えても筋骨隆々になることも体重が増えることもありません。この筋肉を増やすためには少々時間がかかりますが、つきにくいかわりに一度ついたら落ちにくいというメリットがあります。鍛えれば鍛えるほど筋肉の質を無限に高めることができ、何歳になっても衰えません。

アウターマッスルとインナーマッスルの役割は正反対であるため、同時に鍛えることは困難です。短距離走の選手は長距離走が苦手で、マラソン選手は短距離走が速くないことを考えていただくとわかりやすいでしょう。

では、薬に頼らない、免疫力の高い身体づくりに必要な筋肉はどちらでしょうか。

病気にならないために、必要な筋肉はインナーマッスルです。

人間の身体は動かなくなると、免疫力が衰えます。健康長寿を達成するには、生涯、自分の足で歩き続けることが大切です。そのために必要なのは、持久力に優れたインナーマッスルです。インナーマッスルは身体の内部についた筋肉ですから、これがしっかり動けば深部体温が上昇します。しかも、インナーマッスルは直接内臓を刺激するので、この筋肉がついてくると内臓脂肪が燃焼され、脂肪がつきにくく、やせやすい身体になります。インナーマッスルを鍛えるには有酸素運動が効果的です。ウォーキング、ジョギング、水泳、サイクリング、ヨガなどです。

手軽なエクササイズ、「ベジタサイズ」

ウォーキングで、インナーマッスルを効果的に鍛えるためには、正しい姿勢で歩くことも欠かせません。

正しい姿勢を身につけるために、とてもよいエクササイズがあります。それは、私が考案した「芽生えエクサ」と「竹の子エクサ」です。

「芽生えエクサ」「竹の子エクサ」なんて、かわった名称ですよね。

せっかく実践するエクササイズならば、楽しいのがいちばんです。「さあ、芽生えエクササをしよう」と思ったら、名称がかわいらしくてなんだか笑顔になってきませんか。

私は「薬を使わない薬剤師」であるとともに、栄養学博士としても「薬に頼らない身体になるための食」について提案させていただいています。そのなかで、エネルギーをたくさん含んだ野菜を積極的に食べてくださいね、とお話しするのですが、もっともっと、野菜にもエクササイズにも親しみを持ってほしいと願い、「野菜体操＝ベジタサイズ（ベジタブル・エクササイズ）」という野菜になぞらえたエクササイズを考案し、実践しています。

ベジタサイズを実践するときには、一つだけお願い事があります。

インナーマッスルを効果的に鍛えるために、ご自宅でお一人で実践するときでも、声を出しながら行ってほしいということです。

インナーマッスルを鍛えるためには有酸素運動が必要です。呼吸をしながらのエクササイズが大事なのですが、一人で夢中になると息を止めてしまう方が少なくありません。かけ声の方法はやり方と一緒に掲載しておきますね。

インナーマッスルを刺激するエクササイズ

一日何回と決めず、気づいたら実践しましょう。休憩時間に行うと、身体が伸びてとても気持ちよく、リラックス効果、抜群です！

《芽生えエクササ》

①足をそろえてまっすぐに立つ。

②両手のひらを胸の前であわせる。手のひらの中には「幸せの種」が入っているイメージで。そのまま膝をまっすぐにおろして中腰になる。腰を下ろしたら種が土の中にまかれた状態をイメージしよう。

③エネルギーをたくさんためた幸せの種が、これから芽生えます！　膝を少しずつ伸ばしながら、腕をゆっくりまっすぐ上に伸ばす。太陽に向かって芽がぐんぐん育っていくイメージで。

④これ以上伸びないというところまで腕を伸ばしたら、芽が双葉を広げるように両腕を45度に開き、大地に根を張るイメージでお尻をキュッと締める。

《芽生えエクサ》

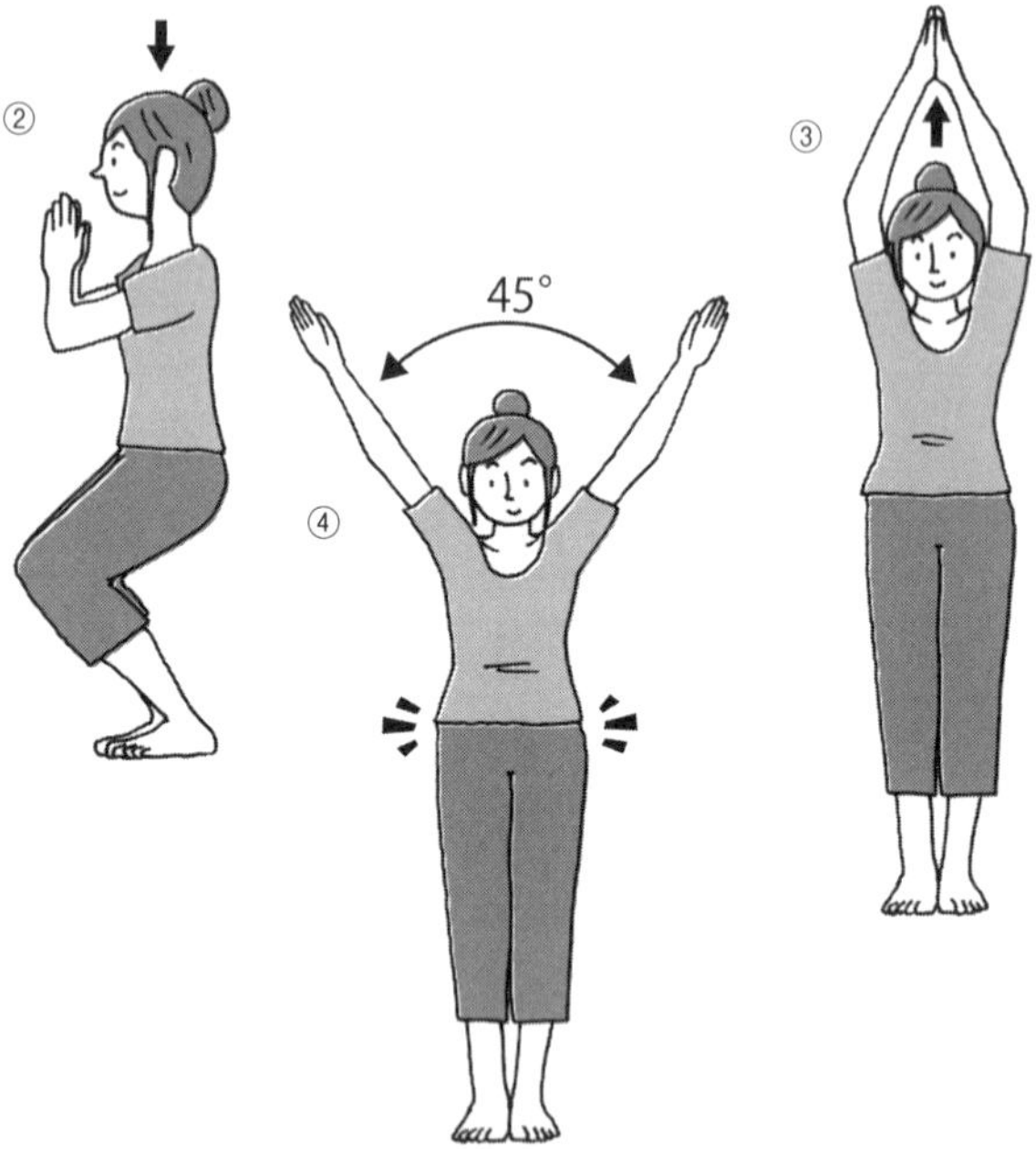

①足をそろえてまっすぐに立つ。(イラストは②から)
②両手のひらを胸の前であわせる。手のひらの中には「幸せの種」が入っているイメージで。そのまま膝をまっすぐにおろして中腰になる。腰を下ろしたら種が土の中にまかれた状態をイメージしよう。
③エネルギーをたくさんためた幸せの種が、これから芽生えます！　膝を少しずつ伸ばしながら、腕をゆっくりまっすぐ上に伸ばす。太陽に向かって芽がぐんぐん育っていくイメージで。
④これ以上伸びないというところまで腕を伸ばしたら、芽が双葉を広げるように両腕を45度に開き、大地に根を張るイメージでお尻をキュッと締める。
⑤①～④の動きを3回くり返す。

《竹の子エクサ》

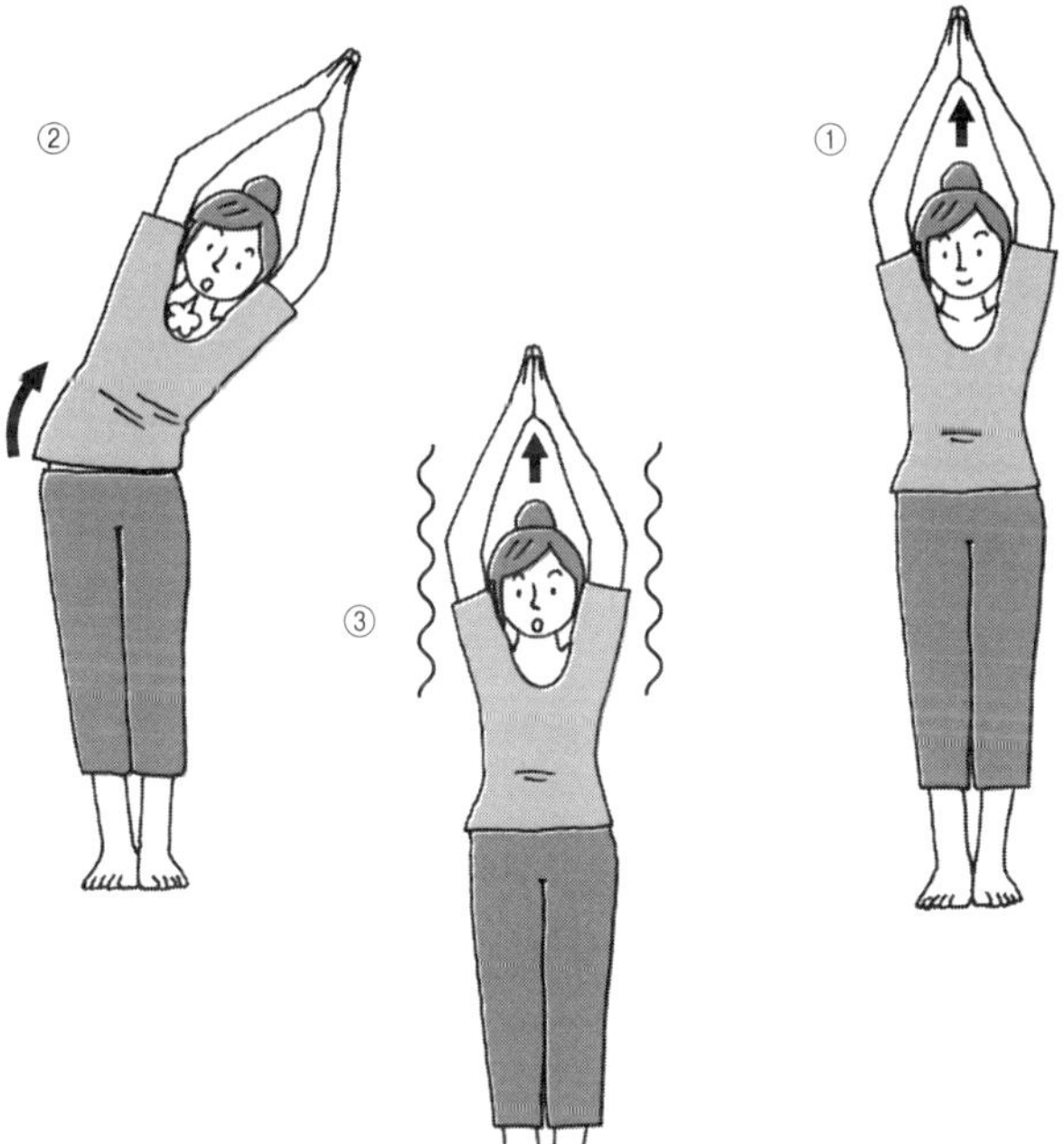

①足をそろえてまっすぐ立つ。ぐんぐん生長する竹の子をイメージ。両腕を伸ばして頭の上で手のひらを合わせる。ゆっくりと息を吸い込む。
②息を吐きながら、身体を真横に傾け、身体の側面を伸ばす。
③身体を起こし、息を吸いながら上へ上へと身体全体を伸ばす。竹の子がニョキニョキと天に向かって伸びていくイメージで。
④息を吐きながら、②と反対側に身体を傾け、身体の側面を伸ばす。
⑤③をもう一度行う。
⑥①～⑤を３回くり返す。

⑤①〜④の動きを3回くり返す。

《竹の子エクサ》

①足をそろえてまっすぐ立つ。ぐんぐん生長する竹の子をイメージ。両腕を伸ばして頭の上で手のひらを合わせる。ゆっくりと息を吸い込む。

②息を吐きながら、身体を真横に傾け、身体の側面を伸ばす。

③身体を起こし、息を吸いながら上へ上へと身体全体を伸ばす。竹の子がニョキニョキと天に向かって伸びていくイメージで。

④息を吐きながら、②と反対側に身体を傾け、身体の側面を伸ばす。

⑤③をもう一度行う。

⑥①〜⑤を3回くり返す。

第3カ条　肩甲骨、ふくらはぎに意識を向ける

インナーマッスルを鍛えていくにあたり、今日から身体の2カ所に意識を向けていきましょう。それが「肩甲骨」と「ふくらはぎ」です。

肩甲骨は「健康のコツ」

ダジャレのようですが、肩甲骨こそ「健康のコツ」となる部位です。肩甲骨のまわりには「褐色脂肪細胞」がたくさん存在しているからです。

「脂肪細胞」というと、肥満の人からすれば脂肪をためこんだぜい肉のもとと思われるかもしれません。

しかし、脂肪細胞には2つの種類があります。ぜい肉のもととなるのは「白色脂肪細胞」といい、体内の余分なエネルギーを蓄積する働きを持ちます。これに対して「褐色脂肪細胞」は余分な脂肪を燃焼させて熱に変換してくれる働きを持っています。対極にある脂肪細胞が、私たちの体内には存在しているわけです。

この褐色脂肪細胞は肩甲骨まわりに多く存在しています。肩甲骨の周囲の筋肉を鍛えていくと、褐色脂肪細胞を刺激でき、脂肪を効率よく燃焼させることができます。血行をよくして、全身の体温を高めることにも働いてくれます。

インナーマッスルを鍛えるポイントは、多関節を同時に動かすこと。

複数の関節を同時に動かしていくとねじれが生じます。そのときに、骨格についているインナーマッスルに刺激が届くのです。インナーマッスルは刺激を与えるほどしなやかさを増していきます。すると、身体の可動域が広がっていきます。そうなれば身体がスムーズに動くようになり、転倒による骨折なども予防できるでしょう。

肩甲骨を柔軟にするベジタサイズは「豆の木エクサ」です。『ジャックと豆の木』の豆の木がつるを天に伸ばしていくように、伸ばした腕にひねりを入れていきます。

肩甲骨から、つるが元気よくねじれながら伸びている姿をイメージし、実践していきましょう。

肩甲骨を柔軟にする《豆の木エクサ》

肩甲骨は「健康のコツ」！　柔軟性を高めれば、痩身効果を期待できるばかりか、肩こり解消にも役立ちます。

①片方の腕をひねりながら指先まで思いきり上に伸ばす。肩甲骨から腕が出ているように意識して。イメージは、勢いよく伸びる豆のつる。手のひらを外側に向けるようにひねりを加える。このとき反対側の腕は、左右の肩甲骨が寄るように少し引く。
②①と同じように、反対側の腕を上に伸ばし、ひねりを加える。
③今度は①の腕を前に伸ばしながら、手のひらを天に向けてひねりを加える。
④反対側の腕も同じように前に伸ばし、ひねりを加える。
⑤次は①の腕を真横に伸ばしながら、手のひらを天に向けてひねりを加える。
⑥反対側の腕も同じように横に伸ばし、ひねりを加える。
⑦最後に①の腕を下ろしながら、手のひらを身体と反対側に向けてひねりを加える。
⑧反対側の腕も同じように下に伸ばし、ひねりを加える。
⑨①〜⑧を10回くり返す。

《豆の木エクサ》

①

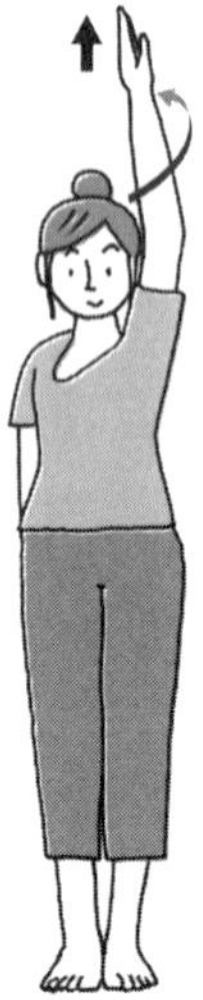

①片方の腕をひねりながら指先まで思いきり上に伸ばす。肩甲骨から腕が出ているように意識して。イメージは、勢いよく伸びる豆のつる。手のひらを外側に向けるようにひねりを加える。このとき反対側の腕は、左右の肩甲骨が寄るように少し引く。

②①と同じように、反対側の腕を上に伸ばし、ひねりを加える。

③

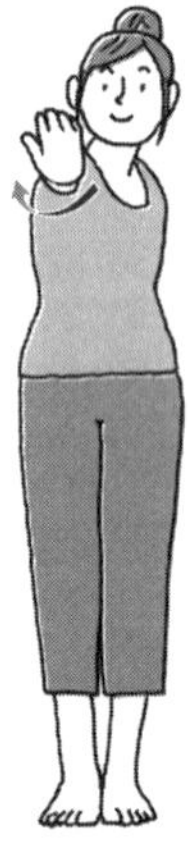

③今度は①の腕を前に伸ばしながら、手のひらを天に向けてひねりを加える。

④反対側の腕も同じように前に伸ばし、ひねりを加える。

⑤

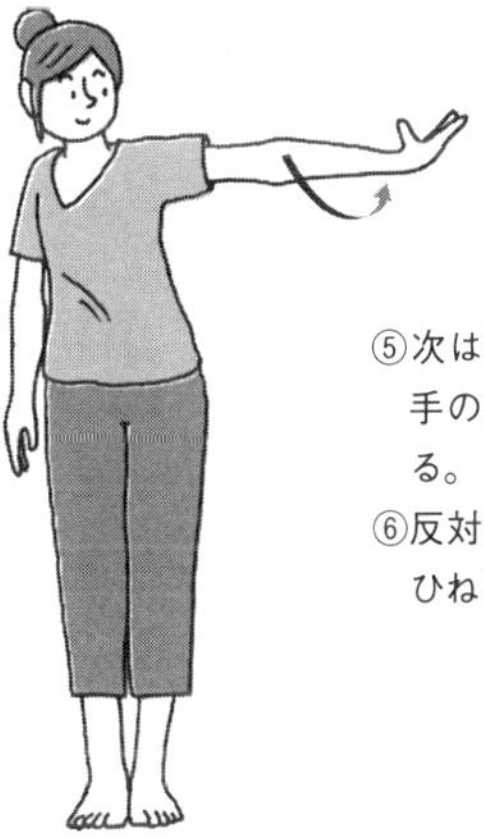

⑤次は①の腕を真横に伸ばしながら、手のひらを天に向けてひねりを加える。

⑥反対側の腕も同じように横に伸ばし、ひねりを加える。

⑦

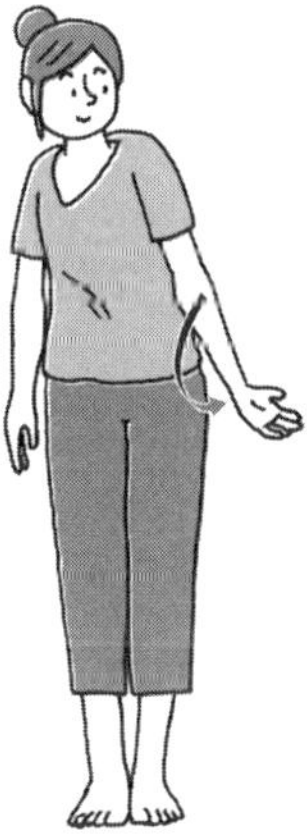

⑦最後に①の腕を下ろしながら、手のひらを身体と反対側に向けてひねりを加える。

⑧反対側の腕も同じように下に伸ばし、ひねりを加える。

⑨①〜⑧を10回くり返す。

※スタートするほうの腕は、毎回同じにならないようにすると、バランスよく鍛えられます。

ふくらはぎは「第2の心臓」

ふくらはぎが「第2の心臓」と呼ばれているのは、ふくらはぎの「伸びて縮む」というポンプの動きが、全身の血流をスムーズにしてくれることにあります。

心臓から送り出された血液が、重力にしたがって下に流れていくのはスムーズです。しかし、重力に逆らって上に戻すのは大変です。下半身に血液が滞り、心臓に戻ってくる血液の量が減れば、それを解消するために、心臓はさらに血液を強く押し出そうとします。そうなれば、心臓の負担もますます増えてしまいます。

この心臓の働きを軽減するのが、ふくらはぎです。ふくらはぎの「伸びて縮む」というポンプの働きが、下半身に滞りがちな血液を心臓に押し返してくれるのです。

ふくらはぎのインナーマッスルを鍛える、「麦踏みエクサ」をご紹介します。みなさんは、「麦踏み」という作業をご存じでしょうか。早春の寒い時期に、麦畑では麦の芽を踏む作業が行われます。踏まれた芽は、折れ曲がったり、傷ついたりするのですが、それによって根が丈夫になり、寒さや乾燥に強くなります。また、霜柱による害を防ぐ働きもあります。

麦踏みエクサは、麦農家の人たちの姿からイメージして考案しました。大地をしっかり踏みしめることをイメージして、足を動かしましょう。このエクサを続けているとふくらはぎが鍛えられていくとともに、バランス感覚がよくなり、正しく歩くためのインナーマッスルがついていきます。また、歩く姿も美しくなるでしょう。

ベジタサイズを行うときには、今、どこの筋肉を動かしているのかを意識することも大事です。筋肉を鍛えるときには、その筋肉に意識を向けることです。麦踏みエクサならば「これから鍛えてあげるからね」とふくらはぎをさすってあげてください。

筋肉もかまってもらえればうれしいし、無視されれば自分の存在に気づいてほしいと、声を上げます。運動不足のお父さんが、子どもの運動会で突然走ると、ひどい肉離れを起こしたりしますよね。あれは「ふだんかまってくれないくせに、突然無理させるなよ」という声を筋肉が痛みという形で知らせているのです。「筋肉には意思がある」というと「何をいっているのだか」と笑う人もいるでしょう。しかし私は、筋肉だけでなく身体のあらゆる部位に意思があると考えています。彼らの思いを無視し、酷使した結果出てくるのが病気です。病気を遠ざけ、薬に頼らない身体を築くには、身体と会話をすることです。ベジタサイズは、身体と会話をすることで効果をより高められます。

血流改善、健脚を叶える《麦踏みエクサ》

大地をしっかりと踏み固めるイメージで、左右の足を動かしましょう。身体のバランスもよくなり、美脚効果も期待できます！

①両足の間を、握りこぶし一つ分あけてまっすぐに立つ。
②両足のかかとを上げ、ゆっくりと下ろす。ふくらはぎが縮むのを意識しながら、30回くり返す【かけ声「1、2、3……」と30までカウント】。
③次に、片方の足のつま先を上げ、ゆっくりと下ろす。そのあと、反対の足のつま先をあげ、ゆっくり下ろす。この動きを左右交互にゆっくりと30回行う。ふくらはぎが心地よく伸びるのを意識しながら実践しよう【かけ声「1、2、3……」と

30までカウント】。

※ふらついてしまう場合には、椅子などにつかまりながら実践してください。最初は回数を減らして始め、だんだん30回に近づけていく方法でもＯＫ。「楽しい」と思える範囲で続けていきましょう。

《麦踏みエクサ》

①

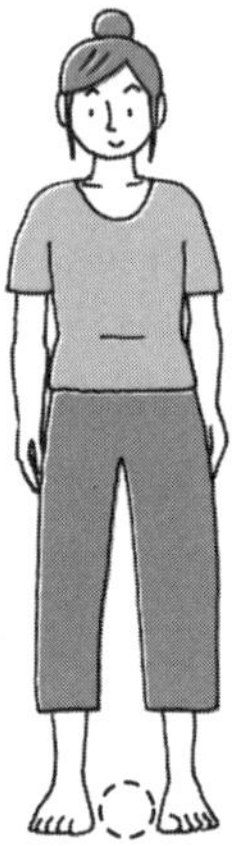

①両足の間を、握りこぶし一つ分あけてまっすぐに立つ。

②

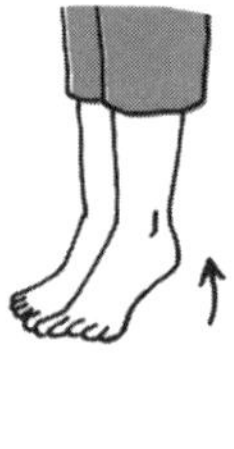

②両足のかかとを上げ、ゆっくりと下ろす。ふくらはぎが縮むのを意識しながら、30回くり返す【かけ声「1、2、3……」と30までカウント】。

③

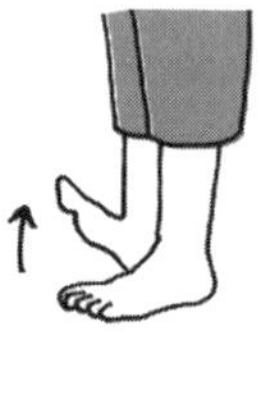

③次に、片方の足のつま先を上げ、ゆっくりと下ろす。そのあと、反対の足のつま先をあげ、ゆっくり下ろす。この動きを左右交互にゆっくりと30回行う。ふくらはぎが心地よく伸びるのを意識しながら実践しよう【かけ声「1、2、3……」と30までカウント】。

第4カ条　正しいウォーキング

ここまで4つのベジタサイズを紹介しました。この4つのベジタサイズは、正しい姿でウォーキングするためのインナーマッスルを鍛える方法です。

まず、芽生えエクサと竹の子エクサで正しい姿勢をつくります。

現代の生活様式は、猫背になりやすいという大きなデメリットを持っています。デスクワークや家事など手を身体の前にして行う作業や、椅子やソファに座っている時間が多いからです。

猫背は血流やリンパの流れを滞らせます。反対に姿勢を正せば、血流もリンパの流れもスムーズになります。そうなれば身体の感性も磨かれ、運動能力は高まります。

また、ウォーキングには肩甲骨とふくらはぎが大事です。

小学校などでは行進の指導で、「手をしっかり前に出して歩く」ということを習います。しかし、手を前に出せば猫背になります。ウォーキングで大事なのは、肩甲骨を使って腕を後ろに引きながら歩くことです。腕を後ろに引けば、猫背になりません。

肩甲骨を動かせば、褐色脂肪細胞が燃焼し、インナーマッスルも鍛えられます。

ウォーキングの際には、肩甲骨を使って腕を後ろに引くことを意識してください。

初めは大変に感じても毎日意識を続けることで、正しい姿勢で歩くことに慣れていくでしょう。そうなれば、歩くだけでインナーマッスルを鍛えることができ、新陳代謝や基礎代謝を高めることができます。

意識を変えれば、行動が変わります。行動が変われば、それが習慣になります。そのときに、生活習慣が変わったといえるのです。

ウォーキングをする時間帯や長さに決まりは必要ない、と私は考えます。無理なくできるときに歩くようにしましょう。いちばん大事なのは、正しい姿勢で歩くことだからです。ウォーキングが好きな人、もっと積極的に実践したい人は、時間を決めてウォーキングに出かけられるとよいと思います。しかし、ウォーキングの時間がないといって、諦めないでください。日常生活は歩くことの連続。普段歩く中で、肩甲骨を意識して歩くだけでも、立派なウォーキングになります。まずは家の中でもかんたんにできる麦ふみエクササから始めてみませんか。

歩くだけで鍛えられる《正しいウォーキング》

歩き方を変えるだけで、インナーマッスルが鍛えられ、やせやすい身体になっていきます。時間のない人は、通勤時間に「正しいウォーキング」で歩くだけでもＯＫ！

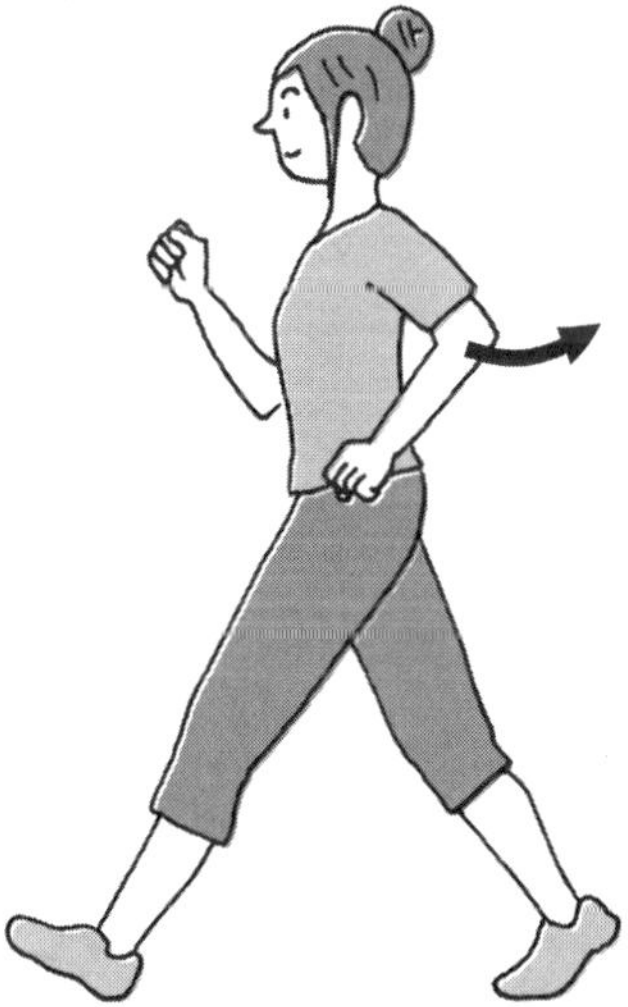

足を前に出したとき、同じ側の腕を肩甲骨から後ろへ引くように意識しよう。胸を張った正しい姿勢で歩けるようになる。
手を前に出すことを意識すると、猫背になってしまうから注意して。
きれいな姿勢で歩いていると、足はかかとから着地、つま先で蹴り出す歩き方ができる。

第5カ条　食べ物をほんの少し変える

私たちの身体は食べたものからできています。食べ物を変えれば身体は確実に変わります。身体によいものを食べていれば身体もよくなるし、悪いものを食べていれば身体も悪くなります。

では、身体によいもの悪いものの判断基準は、どこにおくとよいでしょうか。

さまざまな意見があると思いますが、私が意識しているのは一つだけ、「自然か自然ではないか」です。

たとえば、薬は自然のものではありません。

化学的につくられた食品添加物を含む加工食品も自然のものではありません。

ただ、その基準とは加工食品かどうかということだけではないでしょう。もっと簡単にいうならば、もとの姿ができるだけ見えるものを食べることを基準に考えると、体調はよりよく整ってきます。

たとえば主食であれば、パンや麺類など小麦の姿の見えないものではなく、お米を選びます。お米も、精米してぬかをとってしまった白米でなく、私はもとの姿の見える玄米を食べています。

野菜や果物ならば、ジュースや缶詰になっているものではなく、生のものを選びます。たとえば、市販のニンジンジュースよりも生のニンジンのほうが、健康を増進してくれます。トマト缶を愛用されている人は多いと思いますが、外国産のトマト缶を使うならば、国産の生トマトを使って調理しましょう。

動物性タンパク質をとりたいならば、ソーセージやハムなどの加工品ではなく生肉を使って調理し、魚もちくわやかまぼこなどの練り物ではなく、生の魚を購入することです。外食するならば、ハンバーグよりもステーキのほうがもとの形が見えます。

調味料も最近はさまざまなものが売られていますが、食品ラベルを見て、もとの形が見えないものは選ばないことです。

ドレッシングがほしいと思ったら、ラベルをチェックしてみましょう。もとの形のわからない添加物の名前ばかりがズラリと並んでいれば、購入する気持ちが失せるはずです。ドレッシングは、買わなくても簡単につくれます。オリーブオイルとお酢、塩コショウをベースに、和風にしたければしょう油を加え、中華風にしたければ、オリーブオイルをゴマ油に替えればよいだけです。

なぜ、もとの姿の見える食品を食べると、健康が向上するのでしょうか。

一つの生命体の中には、その生命体が生きるために必要なものがすべてつまっています。一本のニンジンにも、一個のトマトにも、一匹の魚にも、生命を維持するための栄養素やエネルギーが備わっています。

その命を丸ごといただけば、それが抱えるエネルギーも栄養もすべてとり入れることができます。私たち人間も動物の一種です。植物や動物の生命をいただくことで、自らの生命エネルギーを高めることができます。反対に、加工された自然ではない、いわば死んだ食品では、生命エネルギーをなえさせることになります。

無農薬玄米はインターネットで買える

正直に申し上げると、私は何を隠そうひどい無精者です。手の込んだことをしようと思うと、とたんにイヤになってしまいます。

「めんどうだな」と思いながらでは、毎日続けることはできません。ですから、自分ができる範囲のラクで楽しい方法を探しながら、身体によい食事を整えています。それだけのことで、私の身体は若い頃よりずっとはつらつと動くようになりました。人間の身体って正直だなあ、とよく思います。

「では、先生はどんなものを食べているの？」

とたびたび尋ねられます。宇多川家の食事の基本は3つ。玄米ご飯、簡単だしのもと、そしてラクラクぬか漬けです。

玄米は、お米を丸ごといただくことになるので、無農薬のものを選んでいます。無農薬と聞くと「探すのが大変そう」と思われるかもしれませんが、私は手軽にインターネットで探します。仮に「玄米　無農薬」と検索してみてください。たくさんの農家の方々の玄米が出てきます。それを上から順々に購入しているだけです。

「ここのお店から買う」と決めないのは、私自身の自衛の策です。

そこの畑に自らうかがって、本当に無農薬で栽培しているのか自分の目で確かめられない以上、リスク分散という意味で毎回購入先を変えるようにしています。

もしも、信頼できる農家さんから無農薬玄米を購入できるならば、それでもよいと思います。

玄米は、白米よりも炊き上がりがかたく、よく噛まなければ飲み込めません。そこも健康を増進してくれる重要ポイントです。

口は第一の消化管といわれます。よく噛んで唾液と食べ物を混ぜあわせれば胃腸での消化活動がスムーズになります。唾液には殺菌作用があるので、食事中に唾液をたくさん出せば感染症予防だけでなく、虫歯や歯周病、口臭を防ぐこともできます。

また、唾液には、食品添加物などが身体に与える害を抑える作用があることもわかっています。今の日本の食生活で、いっさいの化学合成品を排除するのは困難です。

そこに神経質になるならば、よく噛んで唾液を出すことを心がけたほうがストレスもありません。玄米は、やわらかい食べ物の多い食生活の中で、自ずと噛む習慣をつけさせてくれる優れた食品といえるでしょう。

何よりも、お米を丸ごといただけるので、食物繊維やビタミン、ミネラルを豊富に摂取できます。日本人の健康に必要な栄養素が丸々入っているともいわれるほどです。

最近は糖質制限食が流行していますが、日本人の健康にとってお米を排除してしまうのは、決してよいことだとは思いません。お米作りには135もの手間がかかるといわれます。稲作を通じて日本人はねばり強さ、しんぼう強さを身につけ、自然を大切に育む心を受け継いできました。

お米を捨てる、ということは、日本人の優れた気質を忘れることになりはしないでしょうか。和食は、お米があって完結するものです。お米が先祖代々、日本人の身体をつくってきたことを考えれば、それを除いて本当に健康な身体を保てるのかは、大きな疑問です。

ましてや、日本の食料自給率は40％しかないのです。

そうした中でお米の自給率は96％を誇ります。もし、そのお米を日本人が食生活の中から排除してしまったら、世界中で食糧難が生じて食品を輸入できなくなったとき、日本人は何を食べて生き抜くのでしょうか。

そんなおおげさな、と思いますか？

しかし、近年の世界各国を襲う異常気象を見れば、決しておおげさな話ではないことに気づくはずです。識者の中には、そうした状況が10年後にやってくるだろうと予測する人もいます。お米は日本人が守らなければならない大事な命の源なのです。

糖質制限を考えるならば、なおのこと玄米を食べましょう。玄米ならば、白米のようにいっきに血糖値を上げる心配もありません。食物繊維が豊富であるため、胃腸の健康にもよく、免疫力の向上にも役立ちます。

ただ、玄米は消化が悪いので苦手という人もいるでしょう。わが家の2人の息子も玄米は喜びません。そこで、私は精米機を購入し、息子たちには3分づき米という精米度の少ない、玄米よりはやわらかくて消化のよいご飯を食べさせています。

簡単だしのもと

「忙しくてだしをとる時間がない」と、市販の顆粒だしを使っている人におすすめしたいのは、「簡単だしのもと」です。和食が大好き、でも面倒くさがりという私は、この「簡単だしのもと」で、毎日おいしいみそ汁をいただいています。

つくり方はとっても簡単、使い方も簡単なので「簡単だしのもと」と呼んでいます。

乾物を粉末にできるミキサーに、干ししいたけと食べる煮干しを入れて粉末にするだけ。それでできあがりです。わが家の定番は干ししいたけと煮干しですが、昆布を使ってもよいし、鰹節でもよいし、お好みで材料を入れ替えてみてください。

みそ汁をつくる際には、顆粒だしと同じようにお湯に入れればよいですし、煮物や野菜炒め、鍋料理などにも使えます。多めにつくって密閉容器に入れてキッチンに置いておけば、調味料のようにいつでも手軽に活用できるでしょう。

手軽に市販の顆粒だしを使っている方も多いと思います。化学調味料をとれば、脳はうま味を感じるかもしれませんが、身体にいいわけはありません。

市販のパック入りの天然だしも売られています。パックが無漂白のものならばよいのかもしれませんが、だしがらをゴミにしてしまうのはもったいないでしょう。

簡単だしのもとを手づくりすれば、材料を選ぶのは自分自身ですから、どんなものを使っているのかがよくわかります。これも大事なことです。

本当ならば、水から煮出してだしをきちんととればよいのですが、面倒くさがり屋が毎日続けるためには、簡単で手軽であることは欠かせないポイントです。

また、この方法であれば、だしがらを無駄にせず、身体によいものを丸ごといただけます。

ラクラクぬか漬け

私は、ぬか漬けも手づくりしています。というと、ちょっと「デキる主婦」と思っていただけるでしょうか。

しかし、面倒くさがり屋の私がつくるものは、ぬか床もすこぶる簡単です。

私は玄米を食べるのですが、息子たちには3分づき米を炊いています。このときにぬかが出ます。わが家で購入しているのは無農薬の玄米なので、ぬかに農薬はついていないはずです。このぬかをフリーザーバッグ（密封式ビニール袋）に入れ、そこに塩とお湯を適量加えて軽くもむだけ。分量は適当、塩加減もこれまた適当といういい加減さです。そこへキュウリやニンジン、大根、ナスなどの野菜を入れ、袋の上から軽くもみ込んで冷蔵庫に入れておけば、翌日にはぬか漬けを食べられます。

塩加減が薄ければ足せばよいだけです。濃いようでも数回野菜を入れ替えているうちに馴染んできます。水っぽくなってきたら、そのまま可燃物で捨てることもできます。そうしたらまた新しいぬか床をつくればよいのです。とてもラクに手づくりできる「ラクラクぬか漬け」も、わが家の定番メニューです。

本格的なぬか床をつくられている方からすれば、ぬかを煎らず、毎日お手入れする手間もかけず、邪道以外の何ものでもないでしょう。

それでも私にとって大事なのは、身体を元気にしてくれるおいしいものを毎日いただくこと。それを自分のできる範囲の中で無理なく楽しく実践していくことです。

ぬか漬けは野菜をおいしくいただけるばかりではなく、乳酸菌の宝庫でもあります。毎日とっていれば、腸の働きを整え、免疫力の向上に役立ちます。

なお、味に深みが欲しいという場合には、ショウガやトウガラシ、昆布などを加えてみてください。市販のぬか床もありますが、どんなものを混ぜ込んでいるのかわからないものを使うよりは、ラクラクぬか漬けを手軽に楽しんでみましょう。

精米機が家庭にないという場合は、スーパーなどに置かれている煎りぬかを買ってくれば簡単に始められます。気軽にぜひ試してみてください。

おわりに

徳島県にある小さな山村、上勝町をご存じでしょうか。

「葉っぱ村」と説明するとピンとくる方は多いでしょう。

高齢化率が50％に限りなく近いという過疎の村だった上勝町は、今では、高齢者がもっともイキイキと暮らし、お金を稼ぐ村として有名です。

上勝町では、料亭などで使われるモミジなどの葉っぱを卸しています。

この葉っぱビジネスは2億円を超し、一人で年収1000万円を稼ぐ高齢者もいるといいます。こうしたことから、上勝町は「葉っぱをお札に変える魔法の町」とも呼ばれています。

町では「今日はこんな葉っぱが必要だ」という情報が市場から届くと、防災無線を活用したファックスが農家にいっせい送信されます。

現在では、この情報発信にタブレット端末が活用され、高齢者の方々はタブレットさえも上手に使いこなしています。情報を受けとると、いっせいに山へ出かけて行き、必要とされている葉っぱを集めてきます。

上勝町の人たちは、朝から毎日山登りをするので足腰は丈夫で健康、病院に行っている暇はないので医療費もかかりません。おばあちゃんたちは、孫や子どもに自分が稼いだお金で何かを買ってあげたいと、それを生きがいに山に登るのです。この町には、薬に頼らずに健康体を築く実践法のすべてがあるのでしょう。

「薬の発明はこの世の最大の悲劇である。
医者のしていることは、
そもそも病気を引き起こしてしまった
ライフスタイルに対して
継続の許可を与えているようなものだ」

こう語っているのは、『100歳まで病気にならないスーパー免疫力』の著者であるジョエル・ファーマン医学博士です。

アメリカでナンバーワンのファミリードクター（家族のかかりつけ医）として知られる博士は、栄養療法の専門家でもあり、ライフスタイルの改善から多くの人の健康をサポートしています。

身体に不調が現れるのも、病気が起こるのも、原因は生活の中にあります。「なぜ、体調が優れないのか」「身体は何を自分に伝えようとしているのか」ということを生活の中から顧みることから、病気にならない身体づくりは始まります。それをすることなく薬を飲み続けることは、健康な身体を自ら手放すことと同義なのです。

厚生労働省は

「1に運動、2に食事、しっかり禁煙、最後にクスリ」

という言葉をホームページ上に掲載しています。

これこそ真の薬の使い方です。薬は健康のために最後の最後に使うもの。私たちの身体は元来、元気に、健康に生きるために十分な力を備えています。薬は、その力がうまく働かないときに、ほんの少し助けてもらうものであり、決して飲み続けてよいものではありません。

上勝町の人たちの生活を見れば、そのことがよくわかります。

生きがいを持って楽しく暮らし、毎日しっかり歩いて、地元でつくられたおいしい農作物をほどよくいただくこと。「それがいちばん難しい」という人もいるでしょうが、生活をほんの少し見直していくだけで、築かれる健康は大きなものとなります。あなたの身体の中にある病気の種を癒せるのは、あなた自身の行動の中にあるのです。

本書があなたの意識を変え、生活習慣を変え、人生を変える一助になることを願ってペンを置きます。

宇多川久美子

著者略歴

宇多川 久美子（うだがわ・くみこ）
一般社団法人 国際感食協会理事長
ハッピーウォーク主宰
薬剤師・栄養学博士
1959 年生まれ。明治薬科大学卒業。大好きな薬剤師として総合病院勤務。多くの患者さんに投薬を続ける毎日のなかで「薬で病気は治らない」現実に目覚め、病院を辞め、自らも薬をやめ、不調だった身体が健康になり、生き方も変わった。そんな経験から、医者依存、薬依存から脱却できる、病気にならない、病気を治す方法を日本中の病気に苦しむ方々に広める啓蒙活動を日々行っている。10万部を突破した『薬剤師は薬を飲まない』（廣済堂出版）、『薬が病気をつくる』（あさ出版）など著書も多数。

SB新書　339

その「1錠《じょう》」が脳《のう》をダメにする
薬剤師《やくざいし》が教《おし》える 薬《くすり》の害《がい》がわかる本《ほん》

2016年 4 月15日　初版第 1 刷発行
2023年 9 月24日　初版第17刷発行

著　者　宇多川《うだがわ》 久美子《くみこ》

発行者　小川 淳
発行所　SBクリエイティブ株式会社
〒106-0032　東京都港区六本木2-4-5
電話：03-5549-1201（営業部）

装　幀　長坂勇司（nagasaka design）
組　版　白石知美（システムタンク）
本文デザイン　二神さやか
イラストレーション　堀江篤史
編集協力　高田幸絵
編集担当　坂口惣一
印刷・製本　大日本印刷株式会社

ISBN 978-4-7973-8413-0